清晰·坚守

穿透牙科
实务的工作逻辑

李玉卿 李孟劼 著

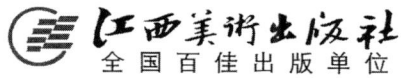
江西美术出版社
全国百佳出版单位

图书在版编目（CIP）数据

穿透牙科实务的工作逻辑 / 李玉卿, 李孟劼著. -- 南昌 : 江西美术出版社, 2023.7
ISBN 978-7-5480-9464-7

Ⅰ. ①穿… Ⅱ. ①李… ②李… Ⅲ. ①口腔科医院－门诊－管理 Ⅳ. ①R197.5

中国国家版本馆CIP数据核字（2023）第107361号

出 品 人：刘　芳
企　　划：北京江美长风文化传播有限公司
策　　划：东方巨名（北京）文化传播有限公司
责任编辑：楚天顺　朱鲁巍
版式设计：东方巨名（北京）文化传播有限公司
责任印制：谭　勋

穿透牙科实务的工作逻辑
CHUANTOU YAKE SHIWU DE GONGZUO LUOJI

李玉卿　李孟劼 著

出　　版：江西美术出版社
地　　址：江西省南昌市子安路 66 号
网　　址：www.jxfinearts.com
电子信箱：jxms163@163.com
电　　话：0791-86566274　010-82093808
邮　　编：330025
经　　销：全国新华书店
印　　刷：北京兴星伟业印刷有限公司
版　　次：2023 年 7 月第 1 版
印　　次：2023 年 7 月第 1 次印刷
开　　本：710mm×1000mm　1/16
印　　张：11.5
ISBN 978-7-5480-9464-7
定　　价：68.00 元

本书由江西美术出版社出版。未经出版者书面许可，不得以任何方式抄袭、复制或节录本书的任何部分。
版权所有，侵权必究
本书法律顾问：江西豫章律师事务所　晏辉律师

序

因长期从事牙科管理研究和实践，总希望找到一套在理论上说得通、在实践中行得通的方法，并希望它能够长效解决牙科管理中的诸多问题。

在《牙科门诊管理之路》一书的第一章里，我推荐了一些管理工具，并把这些管理工具分成镜子、梳子、尺子和梯子四大类，以期能给牙科管理者实实在在的帮助。时至今日，该书已经正式出版。

在该书交付出版之后，总觉得还有许多事情没有完全讲透彻，尤其是在实际管理辅导和培训中，发现很多人对重点推荐的工具理解不到位，使用效果不理想。尤其是对"分析解决问题三部曲""工作逻辑""解决问题流程""四遍训练法""目标导向"五个重要工具的使用频次和使用效果，都远远没有达到预期。

2020年7月，价值车轮成型以后，我就琢磨再写一本书，把《牙科门诊管理之路》没有讲完、没有讲清楚的内容补充到位。

2021年春节前后，我便开始着手创作。一开始是以"价值视角下的牙科运营"为题目，但这个题目的内容有些单薄，不够分量，于是就把"工作逻辑"的相关内容加了进来。

写来写去，总是觉得结构有问题，表述也不够流畅。明明是在实践中非常实用的工具，却在理论层面不能完全把圈画圆。于是，写写放放，放放改改，满一年时间了，还是不能定稿。2021年12月末，完成最后一期牙科管理系统班回到家中，再次动手修改，并把修改后的稿子分别发给公司的几位辅导老师和几位比较熟悉的牙科老板，让他们提提建议。

李孟劼

整体来说，最主要的感觉是需要补充更多日常的案例和事例，毕竟大多数牙科老板的管理解码能力相对薄弱，提到门诊日常的事例更容易引起他们的共鸣。另外，穿透模块后面应该加一个全篇总结性的内容。

李 楠

基础不好的读者，理解概念就会有难度，再去照应工作会更难，书中对概念的解读是比较全面的，基础不好的人很难抓住重点和核心，如果试图把全部内容都照应到工作中，一定会越想越觉得为难，比如客户和硬件环境这些章节里的概念，看懂应该问题不大，但跟自己有什么关系，怎么去对应，只从书中找答案又会觉得有点儿空，可能上升不到经营的层面去思考这些问题。

这些内容其实大部分的内训课都已讲过，基层员工听完课只有部分人知道这些知识跟自己的关系，知道接下来要做什么，但还有一大部分人要等领导安排工作才行，并且还不知道安排的工作跟讲的课有什么关系，可能要工作一段时间后才会理解一些。

艾 杰

下午刚好休息，看了一遍，发现几处问题已做了标记，学习了"价值流视角下的牙科运营"，找到一些灵感，我想还需要再读一下相关书籍和资料，提升系统思维和逻辑思维。谢谢李老师悉心指导。

王想贵

看了一半左右，后面的粗看了，感觉没有参加过牙科管理系统班的人很难看懂。

实际案例可能会更好一些。每个模块要有贴合案例。读者可能更有兴趣。

黄艳春

没有上过系统班、游学班，或者没有经过李老师的辅导，读来可能会很费力，特别是对于口腔医生等技术控的人员。

2022年1月5日晚，收到玉溪田圆口腔院长田圆的回复，说结构上存在某些问题。

田　圆

李老师，我看完了，以下是我的思考：

（1）从结构上来说，第7章的内容打断了整体的连贯性，放在这里讲述是否合适，同时前文价值定义部分就是另外一个思考角度的顶层设计。

最后两章是解决问题的思路和工具，是否可以不标注为章节，可以放在最后备注为"附"。

（2）从内容上来看，难度比以前那本深，工作逻辑中涉及解决问题流程的内容，很多知识没有基础看了会混淆。

（3）店外营销章节中的前两部分的内容是否可以放在优势项目的展示中讲述，在这里简单表达店外经营要展示的逻辑思维。

（4）有个别错字：田园（田圆）。

陆陆续续收到很多回复，其中田圆提到结构问题。

结构问题一直是心病，不能理顺结构，就不能说服自己，更别说引导别人。

斟酌再三，我觉得还是工作逻辑覆盖面更宽、更广，能够在理论上说得通、在实践中行得通，可以涵盖价值视角，穿透价值车轮。于是，我下定决心更换结构，尝试用"工作逻辑"作为主线来架构该书，并留给价值车轮和价值视角合适的接口。

《牙科门诊管理之路》更多的是从战略、经营、管理、文化四个方面讲述牙科机构的整体工作和各大模块的工作实务，"工作逻辑"所占分量很少，只有一些简要的介绍；价值流的知识也没有展开，没有涉及实际应用。期望本书能够补足缺憾。

本书旨在以工作逻辑为主线，以价值车轮为框架，探讨牙科运营的全新思路和方法，以期带来全新的牙科运营视角、思路及实际工作效果。

目 录 CONTENTS

第一章　干法与成法…………………………………………… 1

第二章　几种重要的思维模式………………………………… 9

第三章　详说"工作逻辑"…………………………………… 11

第四章　价值车轮……………………………………………… 25

第五章　客户层面的几个重要问题…………………………… 34

第六章　价值视角……………………………………………… 56

第七章　价值工程……………………………………………… 58

第八章　训练穿透基本功……………………………………… 70

第九章　穿透牙科顶层设计…………………………………… 89

第十章　穿透硬件环境建设……………………………………… 96

第十一章　穿透整体服务打造……………………………………… 118

第十二章　穿透优势项目打造……………………………………… 136

第十三章　穿透店外经营…………………………………………… 147

第十四章　持续成功的驱动和保障………………………………… 158

结束语………………………………………………………………… 171

第一章
干法与成法

稻盛和夫有两本广受欢迎的书——《活法》和《干法》。十年前，我认真读了《活法》；两年前，我仔细读了《干法》。这两本书之所以受欢迎，原因就是他说清楚了人这一辈子怎么活得好、怎么干得好、怎么能成事。

每个活着的人都有自己的活法，每个做事的人都有自己的干法。正确的活法能使人一辈子幸福，而错误的活法会使人一辈子痛苦；正确的干法能够使人成事，而错误的干法则会使人成事不足、败事有余。

在这本书里，我们主要说一说干法，说一说能使牙科运营乘风破浪，不断走向辉煌的干法。

一、干法

所有的干法都有一套程序，这套程序包括以下几步：

想事—谋事—做事—成事

想事有多种想法。失眠的人，每天晚上都会有无数事情像过电影一样在脑子中飘来飘去，这是一种完全无用的想事；在走路时、吃饭时、和别人说话时、摸着什么东西时，突然会在脑子里闪出一件事，这种情况介于有用和无用之间；有用的想事是比较专注地、系统地想事。

谋事就是对一件事情深思熟虑，反复琢磨，甚至找来别人一起去琢磨，拿出具体的实施方案。

做事就是行动起来，具体去干。

成事就是达成或超过预期结果。

我在20多年前总结了"知""谋""断""行"四个字，用来概括做一件事的不同阶段，这也是对干法的一种解读。2004年，我把这四个字的具体解读写在《推行科学的行事方式》一文中，发在《中国管理传播网》博客栏目，随后被很多家网站转载。

每种干法的背后都有一套逻辑，它就是工作逻辑。工作逻辑正确，干法就正确；工作逻辑错误，干法一定错误。换种说法，就是工作逻辑的正确与错误，决定干法的正确与错误，进一步影响事业的成败。

所以，我们为了取得事业的持续成功，就必须搞清楚干法背后的工作逻辑，这是管理工作的使命所在。

二、成事的两个基本条件

走上创业之路的人，大都抱有成就一番事业的雄心壮志。当机会大潮汹涌澎湃时，很多人、很多实体似乎都干得不错，殊不知那只是被机会掩盖了的假象。一旦大潮退去，风口不再，真正需要资源和能力支撑时，我们就会发现，很多人是在"裸泳"，结局很尴尬；很多实体不过是被强风吹起来的猪，被重重地摔到地上，惨不忍睹。真正能够杀出一条血路的成功人士寥若晨星。改革开放以来，许多行业都上演过这样的故事。10多年来，中国大陆的民营牙科，正在演绎这样的故事。

这个世界上，没有人不想事的，但想事不等于会谋事，会谋事不等于会做事，会做事不等于能成事。成事的人和想事的人比起来少得可怜。

成事自有成事的道理和规律，有相应的前提条件。从最简约的角度来看，成事需要以下两个前提条件：一是要有明确而坚定的目的性，就是知道自己要什么；二是要掌握成事的规律性，就是知道自己凭什么。这两个前提条件缺一不可。

牙科管理要取得成功，也必须具备这两个前提条件。作为运营实体，牙科运营和其他行业的运营一样，不仅要遵循运营的一般规律和牙科行业的特殊规律，还要达成自己的运营目的。

三、管理哲学与管理科学

所有的管理理论都必然涉及两个层面，即管理哲学和管理科学。

（一）管理哲学

1. 管理哲学的任务

研究解决目的性，研究解决"为什么""达成什么目的""需要取得什么结果或效果"等问题，属于管理哲学或运营哲学的范畴。为方便论述，以下统称为管理哲学。

管理哲学要解决管理运营的目的性，不论是宏观的管理哲学，还是中观的管理哲学，抑或是微观的管理哲学，都要有这个指向和作用。

宏观的管理哲学要确立牙科的使命、愿景，中观的管理哲学要明确具体业务模块的理念、工作原则和逻辑起点，微观的管理哲学要明确日常工作的小模块应该产生的预期结果和效果。这些都是目的性的体现。

牙科机构要想基业长青，首先必须搞明白使命层面的目的性，把它提炼出来，表述到位，使之成为本机构全体员工的共识。

2. 使命表述

很多管理界的权威人士，都对使命做过表述，但在实际工作中，很多运营实体只是走了一个过场，稀里糊涂搞出一些文字，却无法深入理解这些文字背后的核心，更不用说取得全体员工的认同。所以，不把使命这个概念搞清楚，不把它的实际功能搞明白，牙科运营的目的性，就不能从根本上解决。在此，针对使命表述的内容重新强调一下。

使命的表述必须包含以下四个方面的信息。

（1）根本目的：一要表明你这个牙科要贡献什么、要改变什么、要成就什么，这是面对社会、面对客户来说的；二要表明你这个牙科要成为什么样的牙科，这是面对内部来说的。这个根本目的是中观目的的基础，也是微观目的的基础。根本目的不清，牙科的方向和动力都会出问题。

（2）业务范围：就是要表明你这个牙科通过什么业务来实现目的，来达成使命。这就是要清晰定位，你要做什么，不做什么。领导、中层管理者和员工都要明白、要坚定这一点。这一条做不到，稍不注意就会偏离航向和航道，就会被诱惑，就会出现挫折和颠覆。

（3）工作原则：表明工作原则，就是要守望住底线，看好边界，做好保障。这一条是为牙科日常运营管理的制度、流程设计好出发点和立足点。这里面有两个极端考虑：一是有冲突时，首先保障什么，即优先考虑什么；二是走到哪里就不能再往前走了，这是底线思维、边界思维。

（4）标签：就是要表明你这个牙科不同于其他牙科的特点是什么。这个标签，既要个性鲜明，还不能有负面联想。在社会上、在行业里，人们通过这个标签识别你、记住你、选择你、忠诚你。

我把牙科机构从战略层面到经营管理以及文化层面的目的性归结为两

个字：成就！

战略是成就事业，不能成就事业的战略就是错误的战略。

经营是成就客户，不能成就客户的经营就不是正确的经营，就不能持久。

团队打造是成就员工，不能给员工赋能，不能成就员工，就不可能打造出一支战无不胜、攻无不克的卓越团队。

体系建设是成就平台，不能成就平台的体系建设就是徒劳无功。

文化是成就品牌，是一个实体的灵魂。一个品牌是需要灵魂的，没有灵魂的品牌谈不上是品牌。

一个牙科老板把这些层面的目的性搞清楚了，才能义无反顾地去做好牙科运营，不会左顾右盼、犹豫徘徊。

（二）管理科学

研究解决规律性，研究解决"干什么""怎么干""在哪里干""什么时间干""用什么办法干""干到什么结果或效果""整个进程都会有哪些影响因素（驱动因素、保障因素、障碍因素）"等问题，属于管理科学或运营科学的范畴。为方便论述，以下统称为管理科学。

管理科学要为达成既定目的找到具体路径和工作模式，就要对资源整合负责，对能力匹配负责。它要找到牙科运营的真实规律，包括宏观规律、中观规律和微观规律，要透彻地认识它、掌握它，正确地运用它。

宏观的牙科管理科学，着眼于解决顶层设计问题，解决战略规划问题；中观的牙科管理科学，要着手构建管理体系和运营模式，解决达成战略的路径问题；微观的牙科管理科学要解决落地实施问题，要建立各项工作标准，建立日常管理问题的常规处理模式，并对突发问题有一个快速预判和快速分析机制以及应急处理模式。

(三)二者关系

管理哲学和管理科学始终交织在牙科管理运营的全部过程和全部事项中,这是牙科管理的基本结构。它们既相互区别,又相互依存,不能顾此失彼,不能只知其一,不知其二。

着力研究牙科管理哲学,就是要弄清楚牙科所有工作的目的性,包括牙科管理运营各个层面的目的性,为具体的工作指明方向,明确原则,确定逻辑起点。这是被无数事实证明了的所有行业管理的根本规律。目的性不清晰,无法形成统一意志、统一行动,无法调动员工的自觉性、积极性和主动性。

着力研究牙科管理科学,就是要搞清楚牙科所有工作的规律性,从而保障各项工作的有序和有效进行,而不是仅凭个人意志、情怀和热情。

管理科学涉及管理运营的各种因素,以及这些因素之间的因果、主从、结构、相关性、时空、量化比例、有效性等关系,还有资源能力的调配使用,以及各种有形和无形工具的选择和使用。

管理科学从认识论、方法论、行动论三个层面来解决管理工作的落地问题,这就是我在《牙科门诊管理之路》一书中介绍的"分析解决问题三部曲"所表述的内容。

通常在管理中用到的"PDCA""SDCA""5W2H"等工具,就是管理科学在方法论方面的重要体现。我们总结的"解决问题流程"和"四遍训练法"等工具也是管理科学在方法论和行动论层面的具体体现。

管理科学的规律性又反过来支持和优化管理哲学,验证管理哲学的正确性。

在现实的管理工作中,有很多误区,仔细追究就会发现,这些误区要么是目的性不清晰、不彻底、不坚定,要么是规律性不清晰、不严谨、不周密。

所以,我们需要在牙科行业建立起融合管理哲学和管理科学的管理理论,并在实践中广泛使用,使牙科管理工作不断走向完善。

四、管理哲学、管理科学与5W2H、PDCA、SDCA

从5W2H的角度来看,管理哲学指向"Why",管理科学指向"What""Who""When""Where""How""How much"。

日常管理中用到的"PDCA"循环,都是实际工作不断趋向正确和精准的过程,是另一层面的方法论,属于管理科学的范畴。"SDCA"则是在思路正确、方法明确、方案基本精准的情况下,提升效率和效果的方法论,同样属于管理科学的范畴。

五、工作模式

我们需要做的是,明确牙科管理从宏观到中观、再到微观的管理理念,明确我们的目的,为具体的工作指明方向,明确原则和确定逻辑起点。同时,我们需要梳理从宏观到中观再到微观的管理工作思路、方法,形成科学的可落地执行并见效的工作方案,按照PDCA循环和SDCA循环规则不断优化提升,实现一个又一个阶段性的工作目标。

也就是说,我们需要一套融合管理哲学和管理科学的系统工作模式。经过长期思考和实践,我们总结出了一套具有普适性的"工作逻辑",很好地融合了管理哲学和管理科学,有效地解决了工作的目的性和规律性的统一。

"工作逻辑"的诞生,让我们眼前一亮,它使我们面对具体工作时有了明确的思考起点和路径。然而,在具体普及使用工作逻辑的进程中,仍然遇到了很多问题。在我们辅导的门诊中,不少员工在面对具体的工作模块时常常思路不清,无法制订出合适的工作方案,导致工作效果不够理想。为此,我开始引导这些门诊的员工尝试用工作逻辑穿透工作模块。在多个门诊员工的梳理过程中,我们发现,大家迷茫的根源是目的性不明确，也就是针对一个具体的工作模块时，他们不明白怎样树立明确的理念。太多的员工，平时依赖领导的指令开展工作，很少有人主动地对具体的工作效果和结果做出事先的预判和界定。为此，他们无法快速有效地找出工作的切入点，无法梳理出一个清晰的思路，因而无法产生具体的办法，无法形成可以落地执行的有效工作方案。

我们意识到，牙科的管理工作需要明确定义和重新定义。

宏观上，我们需要定义使命、愿景，定义达成使命和愿景的路径；中观上，我们需要定义工作原则、逻辑起点以及践行这些原则的具体业务结构、业务模块、业务流程等；微观上，我们需要定义各项工作的预期效果和结果，定义达成这些效果和结果的具体事项和规定动作。这些定义，是做好牙科管理工作的思想理论基础。完成这些定义，将会改变员工被动执行命令的工作方式，转而成为主动思考工作、梳理工作、提升执行效果的工作模式。

之前，我们曾大力推广的目标导向三部曲就是从目的性（管理哲学）出发，再根据目的梳理出需要的条件，并安排好创造条件的完整计划，强化执行，从而达成目的。这个过程渗透了管理哲学和管理科学，但是，目标导向的思维方式和工作模式，没有得到全面的推广和普及，很多牙科机构只是用到了提升业绩的工作梳理中，很少推广到所有的牙科工作事项中。回头来看，很大程度上是没有真正搞清楚整体工作和局部工作的目的性，没有很好地融合管理哲学和管理科学，没有很好地融合目的性和规律性。

我们使用工作逻辑不仅要很好地解决宏观的工作问题，还要解决中观的、微观的工作问题，更要尝试构建一个渗透工作逻辑的结构模型——价值车轮。价值车轮就是从"创造客户价值"这个使命层面的目的性出发，把牙科的运营结构从宏观到中观全部构建起来，这里面很清晰地展示出管理哲学和管理科学的实际应用。

第二章

几种重要的思维模式

我们常说,观念决定思维模式,思维模式决定行为模式,行为模式决定行为结果,行为结果决定命运。

长期以来,我一直在强调牙科工作者要树立以下几种思维模式。

一、目标导向思维

目标导向思维就是凡事需要先定义出自己想要的结果,然后根据定义的预期结果,反推实现结果的条件,进而梳理出需要做的工作,以及做到什么程度。就是以始为终,站到未来看起点、看过程。也就是"从后往前看"。

贯穿本书的工作逻辑所体现的就是典型的目标导向思维。

二、系统思维

系统思维就是要从全局的角度、结构的角度、彼此关联的角度,看待所有的事情和工作。

与系统思维对立的是孤立思维，只见树木，不见森林。
端到端思维是系统思维在工作流程方面的极致体现。

三、规范思维

规范思维是针对稳定的、重复性强的工作，要有标准并严格执行。
规范思维可以提高工作效率，保证工作效果。

四、创新思维

创新思维是当今企业界极力推崇的思维模式，也是企业从竞争中脱颖而出的基本驱动要素。

五、反向思维

有时候，我们面对一些事情或问题，会百思不得其解，这时候，我们可以反向思考。就是想象怎样做能够把事情做坏，把问题弄得更糟糕。当知道了能够导致事情或问题变糟糕的做法，我们就容易规避，从而保证兜得住底。这就是反向思维。

第三章
详说"工作逻辑"

我不止一次引用德鲁克的名言:"所有的工作都有一套逻辑。"我们确信必然有一套支配牙科全部实务的工作逻辑,它也必须是正确的逻辑、成事的逻辑、成功的逻辑,它必须能够指导牙科工作提升效率和效果,能够帮助经营实体走出迷思。否则,就是没有找到真正的工作逻辑。

在《牙科门诊管理之路》一书中,我们对"工作逻辑"做过初步的解释。当价值车轮成型后,我们对"工作逻辑"有了新的思考和验证,并在实际的管理辅导工作中不断发现新的意义。为了使读者对"工作逻辑"有一个系统正确的认识,在这里,我们要做进一步的系统解读。[之后,带引号("")的,特指我们自己总结的工作逻辑;没有带引号("")的,指的是普遍意义上的工作逻辑。]

一、工作逻辑出现偏差的几种情况

大量的事实证明,所有企业、所有职场人士,都会按照自己的工作理念(目的、原则)开展工作,不论这个理念是自己思考总结出来的,还是别人灌输引导出来的。有什么样的理念就会有什么样的思路,进而有相应的方法和方案，也必然有相应的执行过程以及相应的结果。

令人困惑的是，很多企业都有自己听起来很高大上、很正确、很激动人心的理念，却不可避免地倒闭了。这样的悲剧一再上演，不能不令人深思。当我们深究这些倒闭企业的背后原因时，却又惊人地发现，这些企业的工作逻辑出现了致命问题。归纳起来，大致有以下几种情况。

1. 一些企业的领导人往往是说一套、做一套，口是心非，他们说在嘴上、挂在墙上的理念只是用来装潢门面，用来忽悠客户和员工的，他们从骨子里认同和执行的是另外一套东西，他们的思路、方法、方案是由他们骨子里认同的那个理念抽出来的。因为理念有问题，一路错下来，结果一定是错的。

2. 理念没错，但梳理时搞错了切入点，把思路和方法、方案都带偏了，从而导致了错误的结果。

3. 只在理念上打转，而不会梳理思路和方法，更不会制订可以落地执行的方案，所以听起来有理，做起来无用，更不会有理想的结果。

4. 方案量化细化不够，执行时需要太多的判断，导致失误的机会增多，可控性大大降低，最终出现重大偏差。

5. 方案没有经过很好的动员、解读、确认，以为看着方案就可以执行到位，实际上是执行者对方案不能做到心里有数，执行时就会偏差过大。

6. 没有养成不折不扣执行的好习惯，执行过程中七折八扣，导致结果不理想。

7. 缺少有效检查，没有管理跟进，导致本来执行挺好的工作慢慢松懈下来，出现漏洞，最终出现重大失误。

8. 虽有检查，但不能及时地、有力度地处置，导致执行者责任心弱化，没有敬畏，只有怠惰。久而久之，致使制度、流程、标准、纪律形同虚设，领导没有权威。

9. 缺乏有效的循环频次和力度，方案得不到及时有效的优化，错失升级换代的良好机会。

综上所述，就是这些企业的工作逻辑没有通透，没有闭环。

二、"工作逻辑"的形成

（一）解决问题的流程

在"工作逻辑"形成之前的2018年，我们经过反复推演，归纳出一个"解决问题流程"。当时是为了教会牙科员工处理日常工作中出现的问题，特别是频繁出现的问题，但只是一种被动式、救火式的工作模式。工作模式如下：

描述问题—界定问题—形成解决方案—执行—检查—处置

我们曾对这个工具做了详细解读。

1. 描述问题。这一步包含以下两个规定动作：

一是描述现象，包括以下3层意思：

（1）发生了什么问题；

（2）发生在何时、何地、何环节、何人身上；

（3）问题有多大。

二是归纳问题，就是要界定真正的问题是什么。在此，我们特别强调"遇事先问五个为什么"。

2. 界定问题。这一步，我们要说清楚两项内容，一是导致问题发生的根本原因是什么，二是影响问题解决的关键障碍是什么。我们根据"分析解决问题三部曲"，首先从责任人角度找出主观因素，再从责任人之外的"人、机、料、法、环"五大影响因素，逐一分析和排除，最终确定根本原因和关键障碍。

3. 形成解决方案。这一步，就是要针对前文的描述和界定结果，做出实际方案，并强调方案要包含"5W2H"要素。

下面几步的解读和"工作逻辑"的后几步一样，只是把循环含在"处置"一步中。

我们花费了很多时间来训练正在辅导的牙科机构员工，取得了很明显的效果。这种工作模式，是一种事后处理模式，缺乏预防性质。当做了大量训练后，我们意识到必须有一个主动的工作模式，以期对各种问题进行有效预防。

（二）工作逻辑成型

为了纠正各种工作逻辑出偏问题，克服和避免被动模式，我们经过大量的实践、摸索、总结、验证，在2019年6月，提炼出一套"工作逻辑"如下：

理念—思路—方法—方案—执行—检查—处置—循环

从2019年夏天开始，纵横公司的辅导老师无论在牙科管理系统班课程上，还是进行牙科机构员工内训，都反复讲解这个"工作逻辑"，让牙科机构从老板到全体员工都能够记住、理解并正确使用"工作逻辑"，以期取得良好的工作成效。

我们曾在《牙科门诊管理之路》一书中对"工作逻辑"有过一些介绍，但鉴于目前的使用情况和使用效果，有必要再次做出解读，以期让读者更深刻、更精准地理解和应用。

第三章 详说"工作逻辑"

三、"工作逻辑"详解

对"工作逻辑"的正确解读和定义，关系到能否正确使用它，能否产生良好的工作效果。因此，在这里对"工作逻辑"每个环节予以重新解读和重新定义。具体如下：

理念—思路—方法—方案—执行—检查—处置—循环

（一）理念

我把理念定义为理想和信念。

理想是指一个人、一个组织矢志追求的境界。

信念就是对自己的追求念念不忘，用心坚守。这里的理念代表的是明确而坚定的目的性。

从宏观上说，理念可以转换为使命，转化为清晰的、形象化的愿景；从中观上说，理念可以成为各项工作的原则和逻辑起点；从微观上说，理念可以转换为一个具体的工作模块的预期结果，转化为数据化的目标以及关键的结果指标。

牙科的员工，每天都在做一些细小的事情，在面对比较小的工作模块时，他们往往不能及时变通。所以，我们不能简单套用那些总体的、宏观的理念，而要在宏观的、总体的理念指导下，明确界定出我们要达成的结果，用"要达成的结果和效果"替代工作逻辑中的"理念"，这样才能找到微观层面工作思路的切入点，才能真正有效地使用"工作逻辑"穿透工作模块。

做事的人都希望成事，做工作的人都希望有成效，创业的人都希望成功，这就是目的性。明确并强化工作理念，就是要有效解决工作的目的性，同时，清晰界定出相应的工作原则。

（二）思路

思路就是思考的脉络和路径，包括思考问题（事项、工作模块）的切入点、方向、过程等。通过对影响做事的因素（人、机、料、法、环）进行观察、思考、比对、排列组合，找到解决问题、促进事情向好的构思，找到达成目的的充要条件（必做事项、规定动作），进而产生有效的方法措施。

思路可以从观察中来，也可以从思考中来，还可以从经验中来，也有的思路是从直觉中来。不管思路怎么来，都必须是围绕理念展开的，和理念有冲突的思路都是错误的思路。理念向我们勾画了清晰的目的、方向，我们要朝着这个目的、方向去梳理思路。我还经常提醒牙科员工，如果从正面思考不出结果，就从反面去想，只要想清楚哪些环节、做什么事能把事情搞坏，就可以找到预防失败的思路，也就找到了成事、成功的思路。

（三）方法

方法是在思路的基础上形成的，是思路的定型；网络搜索一下，就会找到很多条关于方法的具体解释，我认可的是这样的解释："方法是关于解决思想、说话、行动等问题的门路、程序；是为了达到某种目的、获取想要的效果或结果，而采取的途径、步骤、手段与行为方式等。"

中国很早就有"方法"一词，《墨子·天志》有云："今夫轮人（做车轮的工匠）操其规，将以量度天下之圆与不圆也，曰：'中吾规者，谓之圆；不中吾规者，谓之不圆。'是故圆与不圆，皆可得而知也。此其故何？则圆法明也。匠人亦操其矩，将以量度天下之方与不方也，曰：'中吾矩者，谓之方；不中吾矩者，谓之不方。'是故方与不方，皆可得而知也。此其故何？则方法明也。"

翻译成白话文，大致的意思就是：现在轮匠拿着他的圆规，将用以量度天下（的东西）圆与不圆，说："符合我圆规的，就是圆；不符合我圆规的，就是不圆。"因此，圆与不圆都是可得而知的。这其中的缘故是什么呢？因为圆的规则十分明确。木匠拿着他的方尺，将用以量度天下（的东西）方与不方。说："符合我方尺的，就是方；不符合我方尺的，就是不方。"因此，方与不方都是可得而知的。这其中的缘故是什么呢？因为方的规则十分明确。

方法的定义、方法的规则明确了，方案也就近在咫尺了。

说到方法，我们会自然而然地想到办法，其实办法是指处理事情或解决问题的方式、方法和步骤，是现场办理的方法。

（四）方案

查阅百度百科，可以找到方案的具体解释：方案是从目的、要求、方式、方法、进度等层面都做到具体、周密的部署，并有很强的可操作性的计划。在案前得出的方法、计划，即为"方案"。

方案是方法的细化和量化，必须有确定的指标，必须包含5W2H要素。否则，方案就不能有效落地。

（五）执行

我们强调，执行必须不折不扣、坚定不移、持之以恒。确定好的方案不能随意改动，要坚持做规定动作，不允许做自选动作。除非确认方案有问题，在明确指令下改动。

（六）检查

需要检查的有以下两项：一是有没有执行方案，这是对过程的检查；二是执行的效果如何，这是对结果的检查。检查需要有检查事项清单和检查标准，检查人员要有公平、公正、客观、实事求是的工作态度。

（七）处置

处置就是对检查结果做出处理决定并及时处理到位。通常会有以下四种典型的检查结果。

1. 没有执行方案。对应的处置办法是从轻到重的提醒、批评、处罚。处罚要有事先的约定，不能随心所欲。

2. 执行方案，但有偏差。对应的处置办法是纠偏。偏差通常会有缺项、进度不够、质量有缺陷、稳定度不够等情况，需要对应处理。

3. 完全执行方案，效果不好。对应的处置办法是对方案进行修改、完善，甚至推倒重来。

（4）完全执行方案，效果理想。对应的处置办法是把方案作为标准执行，形成流程化的规范方案。

（八）循环

通常的循环有以下两种：一是PDCA循环，也就是戴明环。不断地从方案到执行、检查、处置，直到形成标准方案；二是SDCA循环，就是有了标准方案后，坚持从标准到执行、检查、处置。一旦需要更新标准，就再次进入PDCA循环。

我们归纳一下：明确理念，解决了工作的目的性；厘清思路、明确方法、形成方案，解决了理论上的自圆其说，就是能够说得通，这是规律性的一部分；不折不扣执行、严格及时检查、及时有力处置、有效循环，则是保证在实践中行得通，是规律性的另一部分。所以，"工作逻辑"融合了做事成功的两大前提条件。

再次强调：从理念到方案要做到清晰，从执行到循环要做到坚守！

四、"工作逻辑"的具体梳理

记住了"工作逻辑",不等于理解了"工作逻辑";理解了"工作逻辑",不等于会使用"工作逻辑"。

我们详细解读了工作逻辑,等于在理论上把它说通了,这只是一小步,因为我们的目的是在牙科运营实务中用得上、行得通、出效果、见成就。所以,我们还必须学会用工作逻辑穿透牙科所有实务,这样,我们才算真正掌握了工作逻辑。

(一)梳理"工作逻辑"的重要性

经过长期的大量观察,我们发现,凡是由正确理念指导的牙科,运营都是健康而有序的;凡是由错误理念引领的牙科,即使出现貌似繁荣的情况,也不会持久,最终都会走向衰落和覆灭。正确的理念意味着对行业的未来有深刻的洞察和长远的追求,有明确的目标,有清晰而坚定的原则,能够矢志不移地坚守,所以能够拒绝各种各样的诱惑,战胜各种艰难险阻,取得一个又一个的胜利。

"工作逻辑"的梳理是遵循目标导向思维模式,由理念反推出达成目标所需要的工作过程、工作条件、工作障碍,进而形成工作流程和标准。不仅要根据眼下的实际情况描述,分析和界定出影响工作的驱动因素、保障要素、障碍因素,弄清楚相关要素之间的结构关系和比例,还要预判可能出现的各种情况,做出相应的多种对策,进而制订出可落地执行的工作方案。按照理念反推出来的工作事项,就是正确的事项,是必做的事项;做好必做事项的思路和方法才是正确的思路和方法;据此制订出来的方案才是科学的方案,才是可以落地执行并能够产生预期结果的好方案。

长期以来,我们旗帜鲜明地把"创造客户价值"作为牙科运营的核心理念，就是希望牙科行业能够持续走正道，能够坚守医疗底线，而不被貌似有理，却把牙科运营带偏的各种歪理邪说所蛊惑。

2019年下半年开始，我们在辅导的牙科机构连续进行工作逻辑培训，并以"工作不是做了，是做好了"的理念为例，展开解读和梳理。

附：梳理案例"工作不是做了，是做好了"

我们把"做好了"作为切入点，从"客户"和"牙科"两个角度进行解读：

从客户角度来说，或是从经营层面来说，工作做好了就是"把客户服务好了"，也就是：

解决了客户问题，

满足了客户需求，

交付了客户认可的价值，

创造了良好的客户体验。

如果从最终的结果指标来看，就是有较高比例的客户回头率和转介绍率，以及大量的转介绍而来的客户人数。

这是成就客户的具体表现，是落地实施的具体思路。

从牙科机构角度来说，或是从管理的角度来说，工作做好了就是"符合标准"，也就是：

有标准，

训练到位，

严格执行到位。

所谓有标准，是指牙科大到使命、愿景、目标等战略层面，小到各个工作模块、各个服务环节、各个服务角色、各个服务细

第三章
详说"工作逻辑"

节,都要有明确的书面标准(必要时要有视频标准)。任何一项工作不仅要有过程标准(流程),还要有结果标准(验收指标)。同时,这些已经出台的标准经过实践验证是合理的,是先进的,是能够保证工作成功的。

所谓训练到位,就是所有的标准(规定动作)都经过高频度、高强度的训练,所有的角色都确认熟练掌握了相关标准,并养成了遵守标准的好习惯,而不会擅自按照自己旧有的习惯去做。

所谓严格执行到位,就是所有工作人员(角色)都在工作中自觉地、认真地执行标准(规定动作),没有变形,没有折扣,没有偷工减料,所有工作过程都在标准的轨道上运行,能够达到预期的工作效果。

按照上述的梳理思路,牙科机构针对各个服务部门和服务角色、各项工作进行认真细致的盘点,看看自己的工作是否都有标准?标准是否都科学合理?有没有训练到位?有没有严格执行到位?所有不到位的地方都列成清单,限期做到位。这样,很多不知道怎么管理的牙科就清楚了该做什么、先做什么、怎么做、做到什么程度。这样的梳理训练通过不断强化,可以使牙科员工真正理解工作,掌控工作,有效取得工作成就。

通过梳理,把我们的标准,建立在"创造客户价值"这个理念基础上,以预期客户体验效果作为目标进行推演,以实际客户体验效果作为校准,以"有没有创造客户价值""价值大小"来具体衡量。所以,我们要在牙科整体运营中来贯彻工作逻辑,要从工作逻辑的梳理中说清楚牙科运营。

按照"工作不是做了,是做好了"的理念指引,我们可以梳理出牙科店内店外经营各大模块的工作思路和落地方案,也可以梳理出管理保障工作各大模块的工作思路和落地方案。

正是在"工作逻辑"的指导下，从"创造客户价值"的理念出发，我们梳理出整个牙科运营的基本框架——价值车轮。这是从宏观到中观的一个系统梳理。正是这个梳理，让我们坚定了使用"工作逻辑"的信心和决心。

（二）宏观层面的"工作逻辑"梳理

牙科宏观层面的工作，首先要确立使命。比如，我们要为××客户创造××价值。根据这个使命，寻找达成使命的工作思路、方法和具体的落地路径，或者说，反推达成使命的必做事项。其实，这就是牙科的顶层设计。

我们需要追问以下问题：

什么是价值？
什么是客户？
我们的客户是谁？
客户的问题是什么？有哪些？
客户的需求是什么？有哪些？
客户认可的价值是什么？有哪些？
客户怎么感知价值？

（详细梳理会在后面的章节里显示）

通过这些问题的追问，我们会归结到客户体验这个关键概念上来。同时，这些追问让我们搞清楚了影响达成使命的若干关键因素，以及这些因素之间的因果关系。通过梳理，我们知道定义价值、塑造价值、展示价值、交付价值等重要工作事项，并进一步推导出硬件环境、整体服务、优势项目、店外经营等完成客户体验的重要工作模块。

（三）中观层面的"工作逻辑"梳理

中观层面的工作逻辑梳理，是在使命的框架下，提炼出硬件环境、整体服务、优势项目、店外经营等运营大模块的具体工作理念（原则、逻辑起点），再进一步演化为这些模块的工作思路。这一层的梳理，要比宏观层面的梳理更为详细和具体。

比如，我们把硬件环境的理念定义为"好看、好用"，接下来就是通过影响"好看、好用"的各项要素梳理，界定出具体的条件和障碍，再进一步确定创造这些条件、消除这些障碍的必做事项。

再往下梳理，就会确定完成必做事项的规定动作以及动作细节，就要进入微观层面。

（四）微观层面的"工作逻辑"梳理

微观层面的"工作逻辑"梳理，是把中观层面的几个大的工作模块再切成若干个小模块，通过工作逻辑来穿透。也就是把"工作逻辑"用到牙科的日常事务上，使其变得透彻，变得易于理解和掌控。

2021年4月，我在江西一批正在辅导的牙科门诊巡回调查，了解工作逻辑的使用情况，发现各个门诊的员工都能熟练地说出工作逻辑，把工作做好的愿望都很强烈，这让我很是欣喜。同时，我了解到，在面对具体的工作模块时，员工们却不能完全有效使用"工作逻辑"，工作效果也有许多不尽如人意的地方。

使用"工作逻辑"，必须经过一番有效训练，必须让牙科的员工学会用工作逻辑穿透各个工作模块。本书第八章，将解读穿透工作模块的详细内容，此处不做赘述。

"工作逻辑",不仅强化了管理哲学的目的性,由目的指引并梳理出工作思路和方法及方案,还全面渗透了管理科学,在寻找思路的切入点环节,在把方法量化细化成包含5W2H的有效落地方案环节,在之后的执行、检查、处置、循环等环节,通通渗透着管理科学的系统性、全面性、相关性、因果性和逻辑性。

明白并掌握了"工作逻辑",就可以在此基础上形成各自牙科运营的底层逻辑。把"创造客户价值"作为根本目的,纳入工作逻辑的第一环——"理念"里面来,使其成为牙科使命的核心,依此推演出牙科运营的"思路""方法""方案",进而进入有效的"执行""检查""处置""循环"。

再次强调,从理念到思路,到方法,到方案,必须要做到"清晰";从执行到检查,到处置,到循环要做到"坚守"。

第四章

价值车轮

作为一个通用的工作模式，"工作逻辑"要能够解决牙科工作梳理中发现的所有问题。为此，我们需要从宏观到微观罗列出牙科所有的工作事项，这是一个严峻的挑战。价值车轮就是"工作逻辑"在牙科运营架构方面的应用。

一直想用一个简明扼要的纲领，把牙科运营的基本轮廓和模块表述清楚。当我们确立了"创造客户价值"这个核心理念，并将其转化为"为××（具体的目标客户群体）创造××（具体的、独特的）价值"的独特使命表述时，按照"工作逻辑"的顺序梳理，牙科运营的基本思路开始逐步清晰。

一、价值车轮的缘起

2020年6月28日至7月2日，我在云南楚雄庞氏口腔为正在准备试营业的盛世舒苑门诊进行训练，因为时间有限，我想用一个模型图来表述牙科运营的基本轮廓，借以强化员工的理解和记忆。如果用之前画的战略车轮来表达，显得不够简明，结构也不够合理。尝试用海尔的"人单合一"模板来解说,效果也不理想,总觉得磕磕绊绊,解释不透彻。于是,我临时画了一个模型图来表达,感觉效果还是不到位。这个心结,迟迟不能解开,以致有点寝食难安。7月3日,在昆明飞往洛阳的飞机上,我用了好几个飞机上的纸质垃圾袋画来画去,最终,在下飞机前,确定了下面的模型图,如图4-1所示。

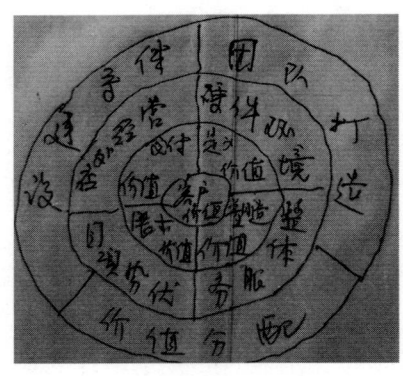

图 4-1　价值车轮雏形

这张车轮状结构图,2020年8月,在纵横牙科管理游学班银川瑞德口腔站课堂上,纵横公司华北和西北区域的辅导老师李孟劼用电脑做出来,并填上颜色,游学班的学员们都叫它"价值车轮",如图3-2所示。

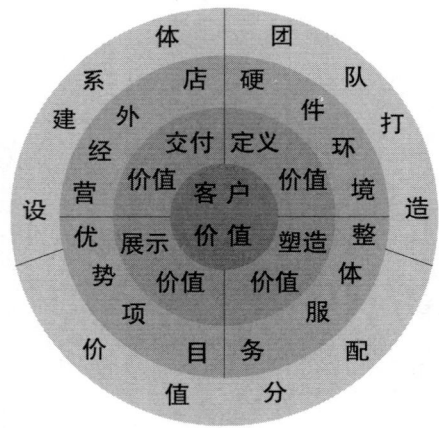

图 4-2　价值车轮定型示意图

第四章 价值车轮

这个价值车轮是纵横公司2020年最新研究成果,把我从事牙科管理21年的心血凝结于此。

2021年6月,在河南辉县开办的牙科管理游学班活动期间,针对一年来价值车轮的持续解读和培训的实际效果,我做了一些优化,在最外圈加了一个模块——文化成型,也可称为"形成文化",如图4-3所示。

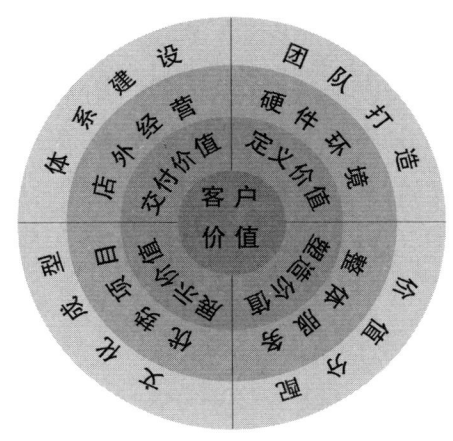

图 4-3 价值车轮优化示意图

"价值车轮"以简要明了的图形,囊括了牙科运营的所有工作,解决了——罗列牙科工作事项的浩繁问题。我们只要记住这个轮廓,就能在需要时,从中推理出一层又一层、一项又一项的具体工作。同时,我们可从"工作逻辑"的角度来看这个价值车轮。车轮的核心,是牙科理念层面的内容——客户价值,如果加上具体的定义,就是某个牙科的使命,这和之前我们说的战略车轮是相通的。

"价值车轮"是"工作逻辑"在牙科运营上的形象表达。

我们一向主张牙科运营必须以创造客户价值为核心,任何不创造客户价值的行为都不是牙科运营应该有的行为,都是浪费。这个理念必须旗帜鲜明,必须坚定不移。

在此基础上，我们可以展开牙科运营的基本思路，选择科学的运营方法，制订出各项落地方案，不折不扣地执行方案，适时适度地进行工作检查，及时有效地处置检查结果，坚持PDCA循环和SDCA循环，让牙科运营走上一条健康发展的道路。

二、价值车轮的框架解码

所谓框架解码，就是从图形核心的"客户价值"反推必做事项，明白第二层、第三层、第四层等各个模块的由来及相互关系。

坚守"创造客户价值"的理念，不能只是空洞地喊口号，必须要有清晰的思路、正确的方法、可落地执行的方案，牙科运营才能走上正道，结出丰硕果实。所以，以创造客户价值为核心的牙科运营，必然有一系列的解码。这些解码从价值车轮的核心开始，包括下面几个方面内容。

（一）围绕客户价值，有两个层面的问题：一是价值层面，二是客户层面。不搞清楚这些问题，就会造成一系列认知错乱和工作失效。

1. 价值

说得简单一点，价值就是好处、用处。我们讨论价值，要从以下几个层面进行。

（1）有无价值。任何事情，能够达成目的（包括歪打正着），我们就认为有价值；不能达成目的，我们就认为没有价值。对于客户来说，能够解决他（她）的问题，就是有价值；能够满足他（她）的需求，就是有价值；能够给他（她）带来良好的体验，就是有价值；否则，就是没价值。

（2）价值类型。有形产品的价值通常有两个方面，一是使用价值，二是审美价值。我们在讨论价值时，还会说到主体价值、附属价值、派生价值和意外价值，以及后面要反复提到的生理价值与心理价值等概念。这些都是价值的表现形式。

（3）价值量。就是价值的大小或多少的绝对值。比如，价值5 000元。不同的价值其可衡量性不一样，有的可以精确量化，有的则不能。

（4）价值的可感知性。价值必须能够为客户所感知，所认可。

（5）性价比。性价比即性能价格比，性价比是商品的性能值与价格值之比，是反映物品可买程度的一种量化的计量方式。其具体公式：性价比=性能/价格。就是客户获取的价值与他（她）的付出相比较的结果，是客户衡量价值的常用指标。常说的"划算""不划算"，就是从性价比的角度衡量的。

2. 客户

围绕客户角度的问题有以下五个层面：

客户是谁？（谁是我们的客户？他们在哪里？）

客户的问题是什么？（有哪些？）

客户的需求是什么？（有哪些？）

客户认可的价值是什么？（有哪些？）

客户怎样感知价值？（感知途径是什么？）

（二）从价值流的角度来看，以创造客户价值为核心的牙科运营有若干必做事项，或者说一系列的工程需要去建设，它们是价值车轮第二圈的四个模块：

1. 定义价值；

2. 塑造价值；

3. 展示价值；

4. 交付价值。

这四大工程合称为"价值工程"。

（三）价值流需要转化成工作流。我们从工作流的角度来看，创造客户价值也有若干必做事项，就是相应的客户体验落地工程，它们是价值车轮第三圈的四个模块：

1. 硬件环境；

2. 整体服务；

3. 优势项目；

4. 店外经营。

这四大模块是牙科运营的主要工作事项。

（四）从创造客户价值的驱动和保障角度来看，又有若干必做事项，以确保运营成功和持续成功，这些必做事项主要是价值车轮的第四圈，即最外圈的前三个模块：

1. 体系建设；

2. 团队打造；

3. 价值分配。

最后需要牙科全体工作人员对这个车轮从里到外的内容形成共识，从认识层面、方法层面、行动层面养成习惯，融入血液里，铭刻在骨子里，烙印在心灵深处，也就是形成文化（文化成型）。

这几个模块就是牙科管理层面的主要工作事项。

价值车轮不仅定义了牙科使命层面的核心价值观，还明确了达成使命的路径和必做事项，以及相互之间的因果关系。

把价值车轮解码到位了，把这一系列重要事情做到位了，牙科运营的成功就不再是镜花水月，而会水到渠成。

本书的主要内容就是将"工作逻辑"作为主线，把上述框架解码依次展开讨论。

三、放羊出圈

前文是从价值车轮框架里梳理出若干大模块，我们还可以进一步从这些大模块梳理出更小的模块和细节，这种正向梳理工作可比作"放羊出圈"。每个大模块都能够梳理出一系列工作事项，就像羊圈里放出来的一大群羊。这许许多多的工作事项，都是为了一个共同的目的——创造客户价值。它要求我们系统了解和掌握牙科运营。

关于"放羊出圈"，就是从价值车轮框架各个环节、各个模块里梳理出一系列的工作事项和规定动作，让员工知道各自的工作范围内有多少事项，需要做多少规定动作，需要做哪些规定动作。就像一个牧羊人，要知道自己羊圈里赶出来了多少只羊，都分别是啥类型的羊。一旦赶羊回圈，就知道哪一类羊、哪一只羊需要回到哪个圈。在高科技发达的今天，动物保护人员，会给动物戴上定位设备，随时掌握动物的行动路线和方向及具体位置，这样，动物保护行动就会处于相对有序和可控之中。我们要想把"放羊出圈"做到位，就要给我们的"羊"打上标签，戴上定位设备，以便有效掌控。

四、赶羊回圈

一旦我们进入实际运营，每天都要面对林林总总的问题，常常会茫无头绪，不知从何做起。此刻，我们要学会做另一种角度的梳理工作：把遇到的所有问题放回价值车轮框架中，放到具体的模块中，根据对应模块的理念和原则，按照工作逻辑进行对照分析，找到有效的解决思路和办法，从而制订出科学的解决方案。我们把这种方式叫作"赶羊回圈"，这是一种反向梳理。

2020年12月，我们在云南玉溪田圆口腔和楚雄庞氏口腔，完成了本年度游学班的最后一期培训，之后在庞氏口腔做了针对性的内训。当让管理层说出"自己最重要的事情是什么"时，大家都很茫然。而后，我们在普洱杨丽萍口腔尝试让员工把日常工作中遇到的问题放进价值车轮框架中进行思考。经过一番引导，从中层到员工都比之前明白了许多。反向梳理，不仅能够让牙科工作人员对号入座，容易理解，而且，可以培养员工的结构思维和系统思维，促使员工蜕变成长。

员工在面对一个个具体问题时，往往因为头绪过多、盘点工作量过大而头晕目眩，不知道从何做起；或者一时不能精准找出问题关键，乱抓一通，做大量无用功，浪费宝贵时间，还可能错失良机。赶羊回圈，就是要化解这个难题，就是要先把问题放回价值车轮框架中，廓清边界，减少干扰因素，尽快精准描述问题和界定问题，不仅能有效避免时间浪费，还能让员工抓住时机，取得成就，并增加成就感。

很多时候，面前会摆着一大堆问题，纷纷扰扰，让人心烦，但如果放回价值车轮框架中，就会迅速屏蔽掉许多干扰信息。同时，许多问题猛一看乱七八糟、茫无头绪，一旦进入框架，所有脉络就会清晰起来。因为价值车轮框架上各个模块都有相对固定的、清晰明了的理念作指导。理念清晰，按照工作逻辑的顺序推演下去，思路、方法、方案等就会一通百通。

尤其是思路这个环节，我们按照"解决问题流程"进行梳理，找到恰当的切入点，就会豁然开朗。

当然，要想让员工熟练掌握"赶羊回圈"的技巧，还需要进行一定频次、一定案例的有效训练，没有训练，手感不到位，效率就不会高。建议各个牙科，把自己的工作和使用工作逻辑穿透工作模块的训练结合起来，和"放羊出圈"结合起来。每周，不论是前台、护士、医生，还是客服，都要拿出本部门的实际问题进行实战训练，要按照程序训练，直到所有的部门，所有的员工，在面对具体问题时，都能得心应手地进行有效处理，都能处理到位。

在"放羊出圈"和"赶羊回圈"的交替训练中，把员工训练成掌控工作的高手、处理问题的能手，并尽可能成为预防问题的能手。

价值车轮从里到外渗透了"工作逻辑"，它的成型，使我们的牙科运营理论和实践迈上了一个新的台阶，为我们的顶层设计贡献了一个标准模板，让我们的思路更加清晰，方法更加明确。

第五章
客户层面的几个重要问题

既然我们确立了"为××(客户)创造××价值"的使命,我们就必须搞清楚"客户"这个核心概念的相关概念和事项。就像盖房子使用的砖头、瓦、钢筋、水泥、沙子等材料,客户层面的五个关键问题,或者说五个基本概念,就是创造客户价值这项宏大工程的基本构件。

前文粗略地罗列了围绕客户价值展开的五个层面问题;本章,我们把这五个层面的问题展开予以详细解读。

一、客户是谁

(一)客户是谁,或者说谁是我们的客户

这个问题是牙科经营的首要问题,搞不清楚这个问题,经营就没有针对性,"为客户创造价值"就是一句空话。

客户是谁,包含两层意思:一层意思是,已经接受我们服务和目前正在接受我们服务的客户都是什么人;另一层意思是,我们要锁定的目标客户都是什么人。

第五章
客户层面的几个重要问题

1. 已经就诊的客户

首先要知道，已经接受我们服务和目前正在接受我们服务的客户都是什么人。搞清楚这些人的身份，会让我们知道，既往的服务和正在运行的服务都吸引了哪些群体，知道我们的经营都取得了哪些成果，还有哪些不足。同时，了解这些已经成为我们服务对象的客户群体，他（她）们的年龄、职业、性别、收入水平及稳定程度、消费偏好、居住和活动区域等重要情况，进而知道他（她）们还有什么问题，他（她）们有没有解决问题的愿望？他（她）们的愿望强烈还是微弱？他（她）们期望以什么方式解决他（她）们的问题？这些基本情况搞清楚了，可以进一步采取有针对性的经营措施（产品、服务、交付方式等），满足他（她）们的需求，让其感知到价值，从而为他（她）们创造全新的价值。

2. 未来要锁定的客户群体

战略清晰的经营实体都需要锁定自己的目标客户群体，牙科经营也是如此。锁定目标客户群就是要想清楚应该为哪些群体服务，然后通过目标客户群体观察和研究，准确识别和确认他们的需求，尤其是尚未满足的需求（差异化需求），进而采取精准的经营措施，为客户创造价值。

3. 对比既有的客户群体和要锁定的目标客户群体有多大重合度

可以通过仔细比对，看看已经成为我们服务对象的客户群体，和我们要锁定的目标客户群是否有重合度？如果有，重合度有多高？这样，我们下一步的服务项目设计就增强了针对性，提高了命中率。如果重合度很低，就要仔细检讨我们的市场运营措施是否有问题，还可以进一步检讨我们的定位是否科学和精准。

4. 谁不是我们的客户

明确谁不是我们的客户，和明确谁是我们的客户一样重要。如果不明确谁不是我们的客户，就会干不该干的事，不仅浪费宝贵的牙科资源，还会让应该享受服务的客户得不到及时服务，使其满意度下降，造成不必要的麻烦。

（二）客户的个性特征和群体共性

研究客户是谁，要着眼于客户的个性特征，更要关注客户群体的一些共性，这些共性有利于客户的群体识别，并采取相应的针对性服务措施。客户的群体共性，在群体范围内完全是共性，方便我们采取一致的服务措施，提升工作效率和效果。超出这个群体之外，就变成了个性，与其他群体有鲜明的差别。

我们一般会关注以下这些群体共性。

1. 客户的民族性特征：由于各个民族都有自己很鲜明的生活习惯，这些习惯就成了他们的标签，同时，这些习惯会直接或间接影响他们的口腔健康意识和口腔行为习惯，进而产生一些共性的口腔问题、需求和价值认知。为他们创造价值，就需要根据这些习惯及其所带来的口腔问题、需求和价值认知来打造具体的服务项目和客户体验。

2. 客户的地域性特征：和山东一位牙医朋友聊过这样的话题，山东人喜欢吃煎饼的习惯造成牙齿磨耗比较明显，从客观上说，中年开始，就会有咬合重建的需求或潜在需求。还有一些地方，水土含氟量高，居民很容易患氟斑牙，具有牙齿美白和美容修复的潜在需求。这些都是地域性特征。不同的区域，会有不同的口腔共性问题，进而有共性的需求和价值认知，掌握这些共性，会有利于口腔机构采取有效的经营措施。

3. 客户的行业性特征：不同的行业会因为运行规律不一样，形成一些特殊的行业特征，这些特征会直接或间接带来从业者的生理特征和心理特征，继而产生不同的需求和价值认知。这些问题和需求会直接或间接影响他们对口腔健康的认知和行为习惯。演艺行业从业人员一般都有化妆和熬夜的习惯，这种习惯一定会带来一些生理问题和心理问题，从而产生对应的需求和潜在需求。我们要看到不同行业的问题差别、需求差别、价值认知差别，可以采取有差别的经营措施。同时也要看到同一行业的共性问题、共性需求、共性的价值认知，把我们的有效经营措施发挥到极致。

4. 客户的职业性特征：许多行业有一些共同的职业，如财务人员、电工、司机等；也有许多各自不同的职业工种，同一个行业里，也有不同的工种。这些不同，会带来不同的生理特征和心理特征，产生不同的生理需求和心理需求。程序员职业，熬夜是一种普遍现象，伴随熬夜会形成一定的生理习惯和心理习惯，这些习惯会直接或间接地影响口腔，带来口腔问题。

5. 客户的社区性特征：过去，在特殊年代诞生的大院文化，在中国很普遍。比如，我的第一职业是地质工作，地质行业原先属于垂直管理，并在全国各地建有很多地质大院，这些地质大院的人员就有鲜明的地质行业特征。如今，城市扩建和旧城区改造，会有许多拆迁安置的小区，这些小区的居民原先是一个村庄的或邻近村庄的，他们的生活习惯相近，就会形成独特的社区文化，造成一些不同于其他社区的居民生理特征和心理特征，产生不同的生理需求和心理需求。

（三）客户是谁的另一个侧面，就是要搞清楚谁不是我们的客户

很多牙科机构因为不清楚客户是谁，稀里糊涂搞经营活动，明明有看不完的病人，却盲目跟着别人搞引流活动，弄得门诊一片混乱，预约来看牙的客人得不到良好的服务，引流过来的客人又很不满意，结果自然是得不偿失。

缺乏对客户概念和客户群体的系统深度认知，会导致很多牙科机构的经营工作乏善可陈，没有起色。

在《牙科门诊管理之路》一书中，对客户有较为全面的描述和解读，这里是一些补充性介绍和提醒。

二、客户的问题是什么

通常情况下,客户都是因为有口腔问题才来牙科寻求解决办法的,识别和确认客户问题,是牙科工作者的基础能力,但是对客户问题的认知,在口腔界存在着严重的偏差。

很多牙科工作者片面地认为,客户的问题就是牙疼、缺牙、咀嚼功能下降或缺失等生理问题,只要解决了这些显性的生理问题就万事大吉了。更为糊涂的是,有些牙科医生认为只要解决了主诉问题就可以了。如果牙科的工作只停留在这个层面,这个机构的市场机会就会极为有限,它对社会的责任和重要性也会十分局限,因此想持续发展和提升就很困难。

其实,客户问题包括了生理问题和心理问题,即使生理问题也还需要区分显性的生理问题和隐性的生理问题,如果我们不予以全面梳理和认识,就会造成许多牙科运营方面的困难。

(一)客户生理问题

口腔医学所涉及的客户生理问题包括先天的口腔生理缺陷和后天疾病与不良习惯导致的口腔问题。

比较显性的口腔生理问题有:牙疼、牙齿畸形、牙列畸形、牙齿缺失、牙列缺失、牙龈出血、牙龈增生、牙龈萎缩、牙齿变色(氟斑牙、四环素牙)、牙齿龋坏、牙齿外伤等。

还有一些客户自身觉察不到的隐性口腔生理问题,如牙隐裂、牙菌斑等。

(二)客户心理问题

多年前,在河南小白兔牙科工作时,我们统计发现,85%以上的客户

第五章
客户层面的几个重要问题

不满意案例，都是由服务环节出现问题导致的，真正因为技术问题产生的纠纷占比很小。在因服务原因产生的不满意案例中，占相当比例的是沟通不畅导致的。

近年来，发生在牙科行业的一些极端事件，看起来是医疗纠纷，稍稍深究一下就会发现，客人的心理问题才是导致这些极端事件发生的真正原因。

不同的生理问题会导致客户不同的心理感受；同样的生理问题，不同的人也会有不同的心理感受。负面的心理感受会直接产生心理障碍，影响客户对牙科服务的认同，造成不满意案例产生，甚至会产生极端后果。正面的心理感受则会促进客户重视口腔健康，及时处理口腔生理问题，或积极预防口腔生理问题。所以，我们认为，对于客户的问题，决不能简单、片面地归结为生理问题，而要高度重视心理问题。

客户的口腔生理问题相对容易发现和确认，但客户的心理问题常常比较隐蔽，不容易发现和确认。同时，心理问题容易变化，此刻的心理问题和下一刻的心理问题会有较大区别。我们可能对客户的生理问题往往应付自如，但对客户的心理问题却会手足无措，难以应付。

2001年国庆节期间，我接任小白兔牙科某分部主任，没多久，一起医疗不满意病例就摆到我面前，一直持续了近八个月。解决这场不满意病例，一直是从技术角度和生理问题角度去着手，但迟迟没有结果。在所有技术路径都没有走通的情况下，我们寻求心理路径解决。在当地某知名国有医院神经科医生的帮助下，只花了5角钱，就彻底结束了这场旷日持久的纠纷。

2009年，河南某三甲医院口腔科接诊了一位要求做烤瓷修复的患者，这是一位在某科研机构做材料研究的专家。在医生推荐纯钛烤瓷冠修复时，出了问题。这位材料专家一直纠结"怎么能够证明是纯钛材料"这个问题，既不接受，也不放弃，没完没了地和医生讨论，和义齿加工企业讨论，持续了好几个月，让相关人员头疼不已。

无数事实告诉我们，客户的心理问题才是决定接诊沟通是否成功、治疗结果是否满意的决定因素。即使清晰明了的生理问题，也会伴随着一些心理问题，甚至非常麻烦的心理问题。如果不对客户的心理问题加以重视，并采取有效的处理和化解措施，很可能会带来负面结果，让我们的心血付之东流。

正视客户心理问题，发现、识别、确认客户的心理问题，是牙科服务万万不可忽视的重要问题。同时，深入了解客户心理问题，才能有效确认客户需求，正确定义要交付的客户价值。

牙科机构通常可以让医护人员甚至全体人员书面罗列客户问题，提示大家哪些问题容易忽略，进而引起重视。

三、客户的需求是什么

需求是一个既有客观因素，又有主观因素的问题，需要全面而系统地考虑。我们从以下几个方面来解读。

（一）客户需求表达

我想让老医生给我看牙。

我想要一些优惠。

我希望医生的态度好一些。

我担心会传染其他疾病。

你们推荐的材料货真价实吗？

牙科日常服务中心，常常会听到各种各样的客户表达。有的在接诊沟通时表达，有的在治疗期间表达，有的在治疗结束后表达。有表达结果期望和其他愿望的，有表达担忧和不满情绪的，也有表达满意和感激之情的。深究这些表达，我们会发现，客户的大部分表达都直接或间接地反映了客户的心理问题和心理需求，仔细梳理这些问题，会清晰地看到客户的真正需求是什么。

耐心倾听客户的诉求和表达，是我们精准了解客户需求的有效途径。

（二）客户需求不同于客户问题

客户需求是以客户问题为基础的，但需求不等于问题。一个客户意识到自己的问题，意识到自己问题的严重性，就要寻求解决问题的办法。他解决问题的愿望是决定需求的关键要素。不想解决问题就是没有需求，或者说没有即刻的需求。饿了，是问题；想吃饭，是需求；想吃什么饭，想在什么地方吃饭，想在何时吃饭，这些都是具体需求；不想吃饭，就是没有即刻需求。牙疼，是问题；想解决疼痛问题，是需求；想在哪里治疗，想让哪个医生治疗，想花多少钱治疗，想要什么样的治疗效果，这些都是具体需求；不想治疗，就是没有即刻需求。中国社会公众有很多实际存在的口腔生理问题，如牙周病、咬合紊乱等，却有很大比例的患者不去想办法解决这些问题。

不同的问题有不同的需求。不同的问题给人的刺激程度不同，所以需求感就不同。牙周问题没有牙疼问题给人的压迫感强烈，所以需求的强烈程度就有很大差别，人们愿意尽快解决牙疼问题，而对牙周问题常常一拖再拖，甚至视而不见。

同样的问题，不同的客户会有不同的需求。同样是牙列不齐，年轻人可能会十分重视，年龄大的人就会不当回事，或者即使在意，也不愿意为此多花钱。不同的职业、不同的收入群体，对牙列不齐的重视程度也会有所不同。

同样的问题，同样的客户，在不同的时段也会有不同的需求。比如，很多上年纪的人，平时让他镶牙，他会一推再推，但到快过年时，他就愿意镶牙了，要不过年吃好东西的口福就打折扣了。

同样的问题，同样的客户，在不同的场景下，也会有不同的需求。人的需求常常需要刺激，经济学界著名的"凯恩斯主义学派"就是主张刺激需求的，朱镕基任总理时提出的"假日经济"，就是典型的刺激需求。后来淘宝搞出来的"双十一""双十二"集中购物活动，也是刺激需求。牙科机构客户越多，人们越愿意扎堆，这也是场景刺激需求。环境好了，人们更愿意多掏钱消费；服务好了，人们更愿意多花钱。这些都是场景刺激需求。

需求远比问题复杂，重视需求的差异化，采取不同方式满足差异化的需求，正是牙科经营精准化的意义所在。

（三）客户需求类型

企业界对客户需求的研究已经达到很深很细的程度。我在网上查到这样一份资料。

16种最常见的客户需求类型

公司希望保持发展和创新，需要经常关注其他成功的公司，关注热门行业趋势或新的热门产品，以获得灵感。

然而，企业业务增长的一个重要组成部分是每个企业的客户。客户是能够确定企业的业务寿命和进度的关键因素。

虽然成为以客户为中心的公司的重要性并不是一个新概念，但如何实现以客户服务为重点仍然是模糊的。

客户需求是促使客户购买产品或服务的动机。最终，需求是客户购买决策的驱动因素。公司通常将客户需求视为实现企业业务增长的机会。下面是16种最常见的客户需求类型，分为产品需求和服务需求两大类。

第五章

客户层面的几个重要问题

1. 产品需求

（1）功能

客户需要您的产品或服务以他们需要的方式运作，以解决他们的问题或愿望。

（2）价格

客户拥有自己的预算，可以购买产品或服务。

（3）方便

您的产品或服务需要成为客户试图满足的功能的便捷解决方案。

（4）经验

使用您的产品或服务的经验需要简单，或至少是明确的，以免为您的客户带去更多的工作。

（5）设计

根据经验，产品或服务需要流畅的设计，使其使用起来相对简单直观。

（6）可靠性

每次客户想要使用时，产品或服务都需要可靠地发挥作用。

（7）表现

产品或服务需要正确执行，以便客户实现其目标。

（8）效率

通过简化耗时的过程，产品或服务需要对客户有效。

（9）兼容性

产品或服务需要与客户已使用的其他产品兼容。

2. 服务需求

（10）同理心

当您的客户与客户服务部门取得联系时，他们希望得到协助他们的人们的同情和理解。

（11）公平

从定价到服务条款到合同长度，客户期望公司的公平性。

（12）透明度

客户希望与他们开展业务的公司保持透明。服务中断、价格变化和事情发生等，客户希望他们付费的企业可以开放。

（13）控制

客户需要感觉他们能够从头到尾控制业务交互，并且客户授权不应该因销售结束而终止。让他们可以轻松退货、更改订阅、调整条款等。

（14）选项

客户在准备从公司购买产品时需要选择。公司要提供各种产品、订阅和付款选项，以提供自由选择。

（15）信息

客户需要信息，从他们开始与您的品牌互动的那一刻起，到购买后的几天，甚至几个月。企业应该投资于教育博客内容和教学知识库内容并定期沟通，以便客户获得成功使用产品或服务所需的信息。

（16）无障碍

客户需要能够访问您的服务和支持团队。这意味着为客户服务提供了多个渠道。

这份资料有一定参考价值，但分类标准不明确，带来的分类凌乱是很明显的。

我们把牙科客户的需求归纳为生理需求和心理需求两大类，把心理需求再细分为情感需求、安全需求、认知需求、审美需求和展示需求五类。

1. 生理需求

牙科客户的生理需求集中在对治疗效果的追求上，包括治疗过程和治疗结果。

我们可以罗列一下，牙科客户的具体生理需求。

（1）对环境的生理需求

期望牙科的服务空间空气清新、消毒严格及时、光线明亮柔和、背景音乐轻柔舒缓、椅位躺上去舒服等，这些都是对环境的生理需求。

（2）对治疗过程的生理需求

无菌隔离到位、无痛、无其他不适、操作手法轻柔快捷、无让人感到恐惧的东西、没有粗暴的行为等，这些都是对治疗过程的生理需求。

（3）对治疗结果的生理需求

期望尽快解决疼痛和其他不适、不会有次生感染和其他伤害、期望伤口尽可能小并尽可能快速愈合等，这些都是对治疗结果的生理需求。

2. 心理需求

牙科客户的心理需求是指客户在接受牙科服务的时候想要得到的心理满足。可以分为以下几类。

（1）情感需求

情感需求即客户在接受牙科服务时，期望得到的情感满足和情感愉悦。比如，客人在某个场景下，期望得到关注、关心；期望服务有温度、用心；期望治疗服务人员语气亲切柔和，表情和蔼等等。这些，都是对服务的情感需求。

情感需求贯穿牙科的整体服务过程，没有哪一个环节可以缺失。如果忽略了情感需求，牙科的服务就会黯然失色。比如，前台站着说话和坐着说话，就会让客户感觉到尊重的程度有很大差别。

（2）安全需求

安全需求就是客户接受服务的过程中期望能够保证安全，让其放心。

包括人身安全、财物安全、信息安全等。

人身安全是指治疗效果保证、消毒过关、没有意外风险、没有医源性伤害等等。

财物安全是指在这里就诊，不会丢失东西，不会上当受骗。

信息安全是指客户信息不会被泄露，不会被不法分子利用。

（3）认知需求

认知需求就是客户希望了解、理解、掌握的相关信息和知识。

客户希望了解牙科机构的背景、技术实力和硬件实力、医护团队的资质等，客户想了解龋齿的形成机制和预防治疗措施，客户想了解牙周病的危害、形成机制和预防治疗措施，等等。这些都是认知需求。

（4）审美需求

审美需求就是客户希望变美，希望看到美好的事物，而不是变丑，不是接触到让他（她）恶心的事物。

客户正是因为有审美需求，才会来牙科寻求矫正、贴面、美白等服务。

客户会对牙科的环境和人员形象有审美需求，不能因为环境脏乱差和人员形象及行为的丑陋不堪而产生反感。

（5）展示需求

一个人很小的时候就有表演欲，想在大人面前展示一下自己，想得到认可和表扬，这就是展示需求。

人们得到一种好东西，急于向其他人炫耀，这也是展示需求。

人们比较在乎的参与感，其实也是一种展示需求的表现。海尔强调的"与用户零距离交互"，就是满足参与和展示的需求。

客户想倾诉一下，或者想发泄一下，其实都是不同形式的展示。

当今社会，抖音、快手及其他各种短视频小程序能够大行其道，很大程度上是满足了人们内心急切的展示欲望。

第五章
客户层面的几个重要问题

在牙科这个行业,很多时候,都是工作人员向客户展示,很少有人考虑客户的展示需求,如果有合适的方式,让客户有机会展示一下自己,可能会收到意想不到的效果。

2021年3月15日至16日,笔者给山东淄博启贝口腔的管理层做训练时,要求参与人员完成罗列客户需求的作业。他们的种植科主任路宗秀医生罗列了以下需求:

1. 日常忽略了哪些	
(1)	口腔健康宣教
(2)	自居领导身份被重视
(3)	关系客户想要被特别关照
(4)	行动不便者给予搀扶,减少行动距离
(5)	想和医生拉近关系,获取优惠及活动消息
(6)	对于口腔问题被长久关注
(7)	诊疗空间有陪同引领
(8)	医护不戴有色眼睛看待人群
(9)	避免余留牙出问题
(10)	凡事只追求价格最高的,以此来体现自己身份及经济能力强
2. 需要做的努力	
(1)	服务到位
(2)	口腔健康宣教
(3)	全程舒适治疗
(4)	按约就诊,不等待
(5)	医嘱到位,术后能方便联系医生,解决困惑
(6)	对于口腔问题被长久关注
(7)	个人隐私被保护
(8)	不同层次人群,聊诊疗内容外的共同话题

（续表）

（9）	对医生谈吐、形象要求
（10）	医生护士配合度高
（11）	与客户同频交流
（12）	遇到转诊问题时，要向接手医生把自己存在的问题交接清楚，以免耽误诊疗
（13）	在候诊期间，如有客户希望了解自己大概等待的时间，要尽量对客户表达得具体些
（14）	在手术过程中不要有前台及其他医护问询还需要多久忙完，以免医生为了赶时间，手术效果打折扣
（15）	避免余留牙出问题
（16）	在客户等待修复期间，要定时关注，以打消其对未知的困惑
（17）	诊疗周期长，每次到诊医生、护士、前台态度都具有亲和力
（18）	了解口内问题发生的原因
（19）	逐条讲解注意事项，以明确知晓
（20）	消除客户对未知的恐惧，提示其知晓可能的情况
（21）	初步方案单中的明细清晰，医护及客户签字
（22）	修复传统取模型时的力量大，转舒适取模

3. 说出来的需求

（1）	解决牙齿缺失问题
（2）	术中无痛
（3）	价格合适
（4）	种植牙使用长久
（5）	牙冠性价比高
（6）	停车方便
（7）	专属医生了解自身情况，不要换来换去
（8）	想要高水平医生，对医生资质有了解
（9）	美观度高

第五章
客户层面的几个重要问题

（续表）

（10）	因自身原因，需要特定的就诊时间段
（11）	前牙种植等待修复期间美观需求
（12）	全口种植修复前的咀嚼需求
（13）	选择经济实惠的类型
（14）	我们的哪些内容是优于同行的
（15）	介绍亲朋过来看牙，朋友能被重视
（16）	不使用或尽量减少使用其他耗材
（17）	能通过小动作解决的问题，尽量不做大手术
4. 没说出来的需求	
（1）	卫生消毒达标
（2）	口腔健康宣教
（3）	全程舒适治疗
（4）	被尊重
（5）	自居领导身份被重视
（6）	按约就诊，不等待
（7）	关系客户想要被特别关照
（8）	行动不便者给予搀扶，减少行动距离
（9）	减少就诊次数
（10）	医嘱到位，术后能方便联系医生，解决困惑
（11）	想和医生拉近关系，获取优惠及活动消息
（12）	对于口腔问题被长久关注
（13）	诊疗空间有陪同引领
（14）	个人隐私被保护
（15）	不同层次人群，聊诊疗内容外的共同话题
（16）	对医生谈吐、形象要求
（17）	医护不戴有色眼睛看待人群

（续表）

（18）	不过度开发诊疗
（19）	医生护士配合度高
（20）	与客户同频交流
（21）	遇到转诊问题时，要向接手医生把自己存在的问题交接清楚，以免耽误诊疗
（22）	在候诊期间，希望了解自己大概等待的时间能尽量具体些
（23）	在手术过程中不要有前台及其他医护问询还需要多久忙完，以免医生为了赶时间，手术效果打折扣
（24）	手术一次性成功，知情同意书中提到的负面内容不要发生
（25）	避免余留牙出问题
（26）	尽快结束手术
（27）	种植术后无痛，恢复快
（28）	在等待修复期间，被定时关注，以打消对未知的困惑
（29）	诊疗周期长，每次到诊医生、护士、前台态度都具有亲和力
（30）	凡事只追求价格最高的，以此来体现自己身份及经济能力强
（31）	知道如何才能延长种植牙的寿命
（32）	了解口内问题发生的原因
（33）	逐条讲解注意事项，以明确知晓
（34）	对未知的恐惧，希望能提前知晓可能的情况
（35）	拍片时做好防护

不要小看这样的简单罗列，如果平时从来没有思考过相关问题的人，绝对不会写得如此详细。就在当时的训练现场，也有不会详细罗列的人，因为平时不去思考这些问题，没有持续关注这些问题。

这份清单我基本是原样放到这里，未做过详细修改，目的是保留一份牙科医生的用心罗列。

四、客户认可的价值是什么

这是一个带有隐蔽性的问题,是一个常常让人苦恼的问题。我们从以下几方面来解读。

(一)常见的困惑

为什么我做得对,你还不接受、不理解?

为什么我为你好,你却不领情?

在教育孩子时,家长几乎都有这样的困惑。

在牙科日常服务中,大家面对客户时也有这样的困惑。

产生这些困惑的原因,正是我们要深究的客户对价值的认可问题。我们通常会想当然地认为自己是对的,自己是为他人好,但结果却不是自己希望看到的那样。这是看待问题的角度不同所造成的,我们常说的"五心服务"中的"同理心",就是要求我们设身处地地站在对方的立场上去思考、去推理,就是换位思考、换位推理。如果没有换位,没有设身处地,就不会有真正的"人同此心,心同此理"。

(二)客户认可的价值的实质

客户价值,必须是能够解决客户问题、满足客户需求、给客户带来良好体验的价值,是客户自己十分在乎的好处和用处,是可以满足其最急迫和最重要的需求,而不是我们主观认为的价值。我们常犯的错误就是想当然地认为"我比你专业""我比你懂""你应该听我的"。在客人没有完全信任你之前,这些先入为主的想法都是错误的、有害的。

很多牙科从业者通常认为的价值,往往是在陈述牙科机构的优势和特点,这只是"卖点",是我们说的"F""A";但客户认可的价值是能为他解决问题，满足其最急迫、最重视的需求，是"买点"，是我们说的"B"。（详见FABE沟通法则，在《牙科门诊管理之路》一书中有详细介绍）如果牙科机构的卖点和客户想要的买点重合一致，至少有较大范围的重合度，就容易成交；如果不一致，就无法成交。

牙科老板和管理者需要经常自我审视，叩问："客户需要的，我们都有吗？""我们有的，客户都需要吗？"

（三）客户价值类型

对应于客户需求类型，客户价值类型也相应分为生理价值和心理价值。

1. 生理价值

"人命关天"是中国古老的传统观念，"救死扶伤"是国人对医疗功能的基本认知，这些观念和认知里包含着根本的客户价值。

生理价值主要是健康价值，包括治疗效果的彻底性和治疗过程的安全性。有没有解决客户的生理问题，满足其生理需求，是确认客户生理价值的主要考量。需要提醒的是，有没有医源性伤害？有没有过度医疗？也应该是体现客户生理价值的重要内容。

人们对牙科服务的认知往往只停留在牙疼有没有消失？镶上的牙能否正常使用？洗牙有没有洗干净？这些显性的效果，比较容易确认。

"三无理念"比较精准地表示了治疗价值："无痛""无交叉感染""无近远期损害"。"无痛"比较容易确认，只要治疗过程没有造成疼痛，就会被客户明确感受到；"无交叉感染"虽然会被重视，但其效果不容易迅速确认；"无近远期损害"也不容易迅速确认。后两条涉及医源性伤害问题，会滞后一定时间暴露出来，也会在很大程度上影响牙科声誉。

2. 心理价值

心理价值是客户心理需求满足程度的衡量指标，包括以下四个方面。

（1）情感价值：是指服务带给客户的情感愉悦程度。取决于客户对口腔医疗服务的情感评价，而情感评价取决于客户的情感体验。客户会对接受口腔医疗服务所感受到的真诚、热情、关心、温暖、体谅、善良等做出正面评价，从而做出相应的选择。当然，客户也会对虚伪、冷漠、恶毒、嫌弃等行为做出负面的回应。

楚雄庞氏口腔的善文化让众多客人感受到了温暖，带来大量回头客户和转介绍客户。

（2）安全价值：是指客户感知到的安全程度、放心程度。2020年的新冠肺炎疫情让中国人对安全有了更高的认识。医疗安全是客户非常敏感的问题。能够让客户安心、放心，才能让客户倾心、交心。

（3）信息和知识价值：是指客户接受口腔医疗服务所获得的有用信息和知识，以及能够改变其口腔认知和行为的价值。

我国台湾地区口腔界一直很重视口腔健康教育，大陆口腔界这些年也开始重视，但还远远不够。宣传、讲解、传播有关口腔健康的信息和知识，示范相应的口腔维护方法方式，并保持常态化，会在很大程度上改变和强化社会公众对口腔健康的认知深度和广度、重视程度、投入程度。

（4）审美价值：是指给客户带来的审美愉悦程度。审美价值既取决于牙科机构的环境、人员形象和人员行为，也取决于客户的审美眼光。

我们通常会提到高端客户，其实高端客户不仅仅是物质富有，更重要的是他们具有较高的个人修养，包括道德修养、知识层次、审美层次。如果牙科机构的服务缺少了审美元素和审美价值，很难吸引和赢得高端客户的持续关注，很难赢得较高的回头率和转介绍。

以上各类客户价值的形成过程，即价值元素注入形成最终客户价值的过程，就是价值流；而承载各种价值的工作要素的不断注入，最终完成价值交付的过程，就是工作流。价值流的梳理，指导工作流的设计；而工作流的圆满，则会保证价值流的圆满。

以前的牙科，仅仅注意了客户的治疗效果（健康价值），而不知道心理问题的解决、心理需求的满足，所以谈不上创造心理价值，也就没有系统的医前服务和医后服务，即使医中服务，也只有简单的治疗性服务。

五、客户怎样感知价值

客户如果不能够感知牙科机构的价值展示和价值交付，牙科机构所做的一切都是白费。所以，牙科机构需要研究客户怎样感知价值，并在此基础上去定义价值、塑造价值、展示价值、交付价值。同时，把价值流转化为工作流，进而扎扎实实落地。

"先尝后买"是食品行业一种十分常见的传统促销方式，这里的"尝"，其实就是一种最直接的体验。

在当今体验经济已经成为市场主流的背景下，各种客户体验活动为众多企业所采用，从各种传统行业到互联网行业，都特别强调客户体验和用户体验，借助体验活动强化客户对产品和品牌的认知。

这些年来，口腔行业的各种体验活动五花八门、新招不断，但很多活动不得要领。

客户是通过眼、耳、鼻、舌、身等感知渠道的体验来感知价值的，也是通过体验来评价口腔医疗服务的到位与不到位的，任何不重视客户体验的思想和行为都是不利于客户感知价值的，也是不利于牙科经营的。可以想象一下，客户看到、听到、闻到、尝到、触摸到什么会感到愉悦、感动、放心？客户看到、听到、闻到、尝到、触摸到什么会感到恐惧、担忧、气愤、暴怒？

第五章
客户层面的几个重要问题

所有牙科运营的工作模块只有放在价值视角下去思考、去安排、去打造，才能确保给客户带来价值（用处和益处）。同时，所有的牙科服务工作事项和全部规定动作只有根据客户体验的效果来制定操作标准，才会收获客户的满意和忠诚。

2020年春节，某知名病毒研究所的一位研究员回老家过年，因为疫情原因，不能返回工作的城市。4月出现牙疼的情况，就到老家县城的一家牙科机构去看牙。前两次治疗过程都很满意，第三次治疗时，发现隔离蓝膜没有当面更换（实际上是提前贴上的），就不满意了，便找到负责人提出自己的不满。这是一个对交叉感染高度敏感的客户，服务机构没有做到严格执行贴蓝膜操作标准，就带来了一场纠纷。

在体验的过程中，客户会有不同程度的联想和推理。好的体验会产生正面的联想和推理，差的体验会带来负面的联想和推理。重视客户体验的打造，不论是医前，还是医中和医后；不论是硬件环境建设，还是整体服务和优势项目打造，都要把客户体验的正面效果作为检验标准，这样才能让客户感知到的价值和我们预期的价值吻合起来。

海尔提出的"与客户零距离交互""场景价值"等概念，值得我们深入思考和借鉴。

研究透彻客户层面这几个重要问题，对提炼使命、践行使命、实施价值工程有着至关重要的意义。同时，对价值车轮会有更深刻的理解，对牙科运营的思路、方法、方案以及行动会把握得更到位、更精准。

第六章

价值视角

我们确立了"为××(客户)创造××价值"使命,就必须学会从价值的角度去看待牙科所有的工作,也就必须确立价值视角。

所谓价值视角,就是站在创造价值的角度上,去看待牙科的整个工作过程和所有工作结果,从宏观到中观,再到微观。

价值视角就是以创造价值为根本标准,从客户价值形成的必然过程,导引出牙科的工作流,形成牙科顶层设计思路,进而确定牙科运营的工作模块、工作流程、工作环节、工作岗位等必做事项,评价工作设计和工作效果。

价值视角就是要把创造客户价值作为核心理念,从而形成牙科自己的一套运营和管理的工作逻辑。首先保障客户价值,在圆满交付客户价值的基础上,获取牙科机构自身的价值。

价值视角就是要把创造价值作为最重要的驱动力,一切行动以创造价值为目的,同时要杜绝(至少要严格限制)不创造价值的所有浪费行为。

价值视角就是要根据创造价值的需要去配置资源,在资源有限的情况下,首先保障哪些模块、哪些环节、哪些要素。谁创造价值,资源就向谁倾斜；哪个环节创造价值，资源就向哪个环节倾斜；哪个模块创造价值，资源就向哪个模块倾斜。

在接下来的几章里，我们要用价值视角重新思考和梳理硬件环境、整体服务、优势项目、店外经营等模块的工作思路，从定义价值开始，一步一步地进行各个模块的价值塑造、价值展示和价值交付。

同时，我们使用工作逻辑定义每个大模块的预期工作结果，继而推进一层一层的必做事项及规定动作，以期形成全新的牙科运营思路。

第七章
价值工程

为客户创造价值，是一个健康牙科的终极追求，达成这样的使命，需要清晰，更需要坚守。它不能只是停留在口头上，而要持之以恒地落实在各项具体的工作中，而所有的落地工作都是系统工程，都要形成相对规范的工作流，有明确流向、流程、流量的工作流。

我们构建牙科的价值工程，就是要以"创造客户价值"为总体导向，通过"工作逻辑"这把梳子，梳理出全新的牙科工作流。我们要通过定义价值和塑造价值，重新构建牙科运营模块的落地思路，确保客户价值的定义到位、塑造到位、展示到位和交付到位。

本章要向大家介绍的是，牙科客户价值落地的价值创造工程，也是达成使命的必做事项，它包括定义价值、塑造价值、展示价值、交付价值四大工程模块。如图7-1所示。

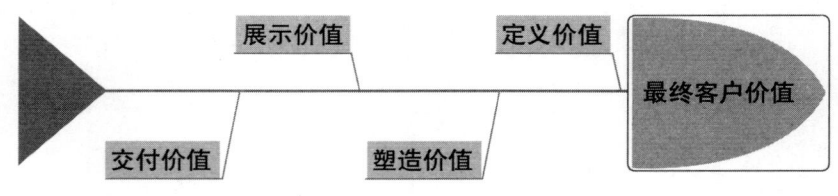

图 7-1　价值工程示意图

就像小说结构的明线和暗线一样，牙科运营也有两条主线：一条是明线，是客户能够看到、能够感觉到的主线，是落地工程，是工作流，它主要给客户带来良好的治疗效果、服务效果和体验效果。另一条主线是客户看不到的，是暗线，是我们作为服务主体要明确的一套逻辑主线，它就是牙科的价值流，是牙科的价值工程。价值流是体，工作流是用。价值流不清晰，就难以形成有效的牙科工作流，也就不会有可落地执行的工作流程和标准。反过来，如果工作流不科学、不能够落地执行、无法产生预期效果，价值流的设计就必然存在问题。

一、定义价值

定义价值是价值工程的核心工程，是牙科的基础设计。它一旦出现问题，牙科就会出现挫折甚至挫败。

定义价值，既要解决牙科运营从宏观到微观的目的性，又要解决思路、方法、方案问题，也即价值落地的前提。

从宏观上说，确定了使命，目的就明确了，随即要解决战略规划和顶层设计，就是使命达成的路径。

从中观上说，定义了各大运营模块的预期结果，目的就明确了，随即要解决各个模块的建设路径。

从微观上说，定义了日常小模块的预期结果，目的就明确了，随即要推导出为达成定义的预期结果，需要做的工作事项、规定动作、动作细节，进而形成落地方案。

所以，定义价值是价值流的发源地，也是工作流成型的前提。

（一）价值定义的内容

1. 既要定义牙科从宏观到微观的价值内容、价值形态及价值量，也要定义牙科从宏观到微观所有工作的预期结果。

2. 定义价值的生成方式（流程、环节），即创造价值的主体流程，包括生理价值的生成环节及价值量和心理价值的生成环节及价值量。

3. 定义价值的展示方式和展示效果。

4. 定义价值的保障因素及保障方式。

5. 定义价值的交付形态、交付方式及交付效果。

6. 定义牙科各大运营模块的工作标准（硬件环境标准、整体服务标准、优势项目标准、价值诉求表述方案、品牌传播目标和方案等）。

7. 定义创造价值的全部必做事项、全部规定动作和全部动作细节标准。

（二）价值定义的层次

定义价值分为以下三个层次。

1. 宏观层面的价值定义

宏观层面的价值定义就是要确定最终交付给客户的整体价值是什么、有哪些。也就是明确牙科的使命。或者说，从客户角度给本牙科贴上一个鲜明的标签，以区别于其他机构。

"为天地立心，为生民立命，为往圣继绝学，为万世开太平。"这是北宋大儒张载为自己立下的使命，影响了近千年。

为客户创造价值是牙科的使命所在，是牙科的统领性目的，也是定义价值工程的焦点，牙科的经营目标、管理目标都由此产生。如果不把自己的牙科为客户创造什么样的差异化价值、满足客户什么样的差异化需求定义出来，只是笼统地说，为客户创造价值，是没有意义的，也是无法达成的。当然，也不能有效地形成品牌效应。

比如，有的牙科提出"让客户放心看牙"，这是一种价值，是突出安全的价值，所以要努力给牙科贴上一个"安全、放心"的标签。"瑞尔生产微笑",是瑞尔齿科为客户创造"审美价值、形象价值"的使命,当然要贴上"微笑"的标签。牙科所有的工作要围绕这些标签展开,以保证这个标签的可信度。

使命是一个牙科机构必须想清楚的根本问题,也是必须完成的一个根本任务,需要花心思、花精力去认真琢磨。只有使命层面的目的性解决了,完成使命所需要的条件(机会、资源、能力)才会随着清晰起来,牙科运营层面的工作原则和逻辑起点就可以顺理成章地解决。进而,牙科运营的模块也会顺理成章地显示出来。这些模块就是完成使命的必做事项,这些必做事项又进一步决定了微观环节的日常事务和规定动作。

2. 中观层面的价值定义

中观层面的价值定义,是确定牙科最终价值形成的主体流程和主体环节,这些主体环节是达成使命的必做事项,也是牙科运营的基本模块(每个模块都有各自的价值内容和价值量),进而确定各运营模块的工作原则和逻辑起点。这里也是牙科价值流转化为工作流的界面,它将以预期产生什么样的客户体验为工作原则和逻辑起点。

中观层面的定义主要针对硬件环境、整体服务、优势项目、店外经营四个运营模块,以及团队打造、体系建设、价值分配、文化成型几个保障模块。

明确了各模块的工作原则和逻辑起点,就有效地解决了各模块的目的性问题,这为接下来梳理各个模块的工作思路、方法,形成有效方案,为工作逻辑在该模块的应用打下了坚实基础。

3. 微观层面的价值定义

微观层面的价值定义,主要明确价值流细小环节的价值内容、价值量,同时定义各道环节塑造价值、展示价值、交付价值的详细路径,以及要完成的全部规定动作和动作细节。

微观层次的定义,将为牙科日常工作提供目的性指引和原则性约束。

（1）定义各道服务环节预期生成的价值

工业的价值流是原材料经过加工最终生成产品，是物品和信息在流动，客户只接受最终的产品及其配套服务。

原材料—加工—产品

牙科的价值流是客户和信息在流动，完全不同于工业的价值流。从客户进门（或从客户查找牙科机构）开始，从医前服务到医中服务，再到医后服务，不低于20道环节，客户一道一道环节接受牙科机构提供的服务，一道一道环节进行体验，最终完成整体体验，形成整体评价，从而给牙科机构贴上一个标签。

对于客户，牙科不仅有最终的价值交付，还有每一道环节的价值交付。除去最终环节，每一道环节还要给下一道环节输出价值。所以，微观层面的价值定义，不仅要定义最终环节要交付的价值类型和价值量，还要确定每一道环节要交付的价值类型和价值量。

（2）定义交付价值要做的全部事项和要完成的全部规定动作、动作细节

定义价值的验收标准就是"想清楚"，不仅要想清楚最终的标签是什么，还要想清楚每道环节要生成和交付的价值，更要想清楚怎么打造出来，怎么展示出来，怎样保证交付到位，怎样保证客户认可。也就是确定牙科全部的工作事项和全部规定动作。从另一层意义来看，定义价值还可以理解为定义目的、定义路径、定义达成目的需要的关键资源能力、定义资源能力的整合模式。所以，定义价值，就是牙科战略设计和运营设计。

（三）价值定义的依据

从层次上来说，宏观价值定义是中观价值定义的依据，中观价值定义是微观价值定义的依据。也就是说，使命和愿景是各大运营模块的价值定义的依据，而各大运营模块的价值定义是小的工作模块价值定义的依据。

从工作逻辑的角度来看，理念是思路、方法、方案的依据，而方案则是执行、检查、处置的依据。

所有价值要素按照既定的流向、流程、流量进行流动，形成最终的使命层面的价值，就是牙科的价值流；而驱动和保障这些价值顺利流动形成最终价值的全部工作要素，就是牙科的工作流。

二、塑造价值

塑造价值，就是把定义的价值变成可交付的价值形态。

（一）牙科价值塑造的目的

工业企业塑造价值就是生产，确保最终交付给客户的产品是合格的。

牙科塑造价值除去硬件环境设计外，更多的是训练团队成员胜任展示价值、交付价值的工作能力和习惯，确保每道服务环节都能让客户满意，并最终赢得客户的满意和忠诚。

各道服务环节、各个服务部门的服务角色如果不具备即刻交付的能力，就不能塑造出让客户认可的价值，就会让客户失望；如果不具备持续稳定的交付能力，就有可能在某一时段交付不到位，把积累很久的口碑折损，甚至毁灭。

（二）牙科价值塑造的方式

所有塑造价值工程都是程序化的，都是按照价值定义所明确的价值生成方式而进行的，不是随心所欲的。

我们平时进行的技术操作训练、服务大流程训练、穿透工作模块训练，都属于价值塑造的行为。需要强调的是，这些训练必须到位，必须养成所有员工遵守流程和标准的好习惯。所以，我们一再强调"高强度、高频次训练"，直到员工形成良好的习惯性动作。

（三）牙科价值塑造的内容

直接参与服务大流程的部门和个人，所进行的提升工作能力和习惯的训练，都属于直接塑造价值的行为。

1. 训练医生和护士，使之具备稳定交付治疗效果、服务效果、体验效果的能力和习惯。

2. 训练前台与客服，使之具备稳定交付服务效果与体验效果的能力和习惯。

3. 训练消毒人员，使之具备稳定消毒效果的能力和习惯。

4. 训练环境和设备设施管理维护人员，使之具备保证环境质量，保证设备设施处于正常状态，保证客户体验效果的能力和习惯。

不直接参与服务大流程的相关工作，但做的是支持服务大流程的相关工作，他们的提升训练是间接塑造价值的行为，如行政人员的提升训练和后勤人员的提升训练。

（四）牙科价值塑造的验收标准

塑造价值的验收标准就是"做精细"。只有做精细，员工才会有品质自信和品牌自信，才能更好地展示价值和交付价值。

三、展示价值

我们从以下四个方面来解读展示价值工程。

（一）牙科价值展示的目的

1. 让客户和社会公众知道并记住我们。
2. 让客户和社会公众识别我们。
3. 让客户和社会公众认可我们。
4. 让客户和社会公众优先选择我们。
5. 让客户和社会公众持续选择我们。

（二）牙科价值展示的要点

1. 受众明确

搞清楚受众，才能有效展示价值。你向谁展示价值，就要说他能听懂的话、接受的话、认可的话、引起他重视的话。"喝了娃哈哈，吃饭就是香。"当年的娃哈哈广告，打动了多少家长的心，就是因为它是针对家长最在意的事情——小孩不好好吃饭这个难题。

2. 主题鲜明

很多时候，说了一大堆话，却没有重点，受众什么也没记住。没有主题的价值展示就不会引起受众的关注，展示价值一定要主题鲜明，要聚焦，要引起受众高度关注，让其记住，让其重视起来。

3. 渠道选择准确

如今的宣传媒体太丰富了，很容易让人眼花缭乱，莫衷一是。少花钱，多办事，办成事，是任何价值展示活动要高度重视的一个恒定原则。选择合适的渠道就会事半功倍，渠道不合适，不仅展示成本过高，还可能花钱办不成事。正确选择渠道，就要对各种宣传媒体有充分的了解，看我们的受众是什么样的群体，他们最关注哪些媒体，然后做出媒体选择决定。

4. 策划方案精准

策划方案好不好，一要看它是否准确传达出我们给客户带来的好处和用处，并有相关的数据支持；二要看方案是否适合所选择媒体的展示方式；三要看和竞争者的差异化是否突出；四要看承诺是否能够保证圆满兑现。

5. 执行不打折、不扭曲

价值展示工程是一项天长日久的持续工程，不可能一劳永逸。这里的执行不仅仅是做展示的部门和人员能够及时、正确执行方案，还要有相关部门和人员的密切配合与支持，不论哪一环出问题，展示效果都会大打折扣，甚至会彻底失败。

6. 效果可验收、可评价

我们的价值展示方案在策划之前就要有十分明确的预期效果定义，然后根据预期效果定义，反推需要做的事项、规定动作、动作细节，充分考虑人、机、料、法、环各种因素，归拢成一个可落地执行，并能产生预期效果的方案。如果展示效果不可验收、不可评价，方案一定有重大漏洞。

（三）价值展示的内容

1. 价值承诺：我们能给客户带来什么

很多年以来，企业界热衷于展示自己的优势，就是所谓的"卖点"，也就是我们说的"FABE"沟通法则的"F"和"A"。这样的说辞堆积如山，浩如烟海，但客户的感觉好像是隔靴搔痒。因为那不是客户关注的核心，客户真正关心的是对他自己的好处是什么，有哪些。

有效的展示价值，要从客户真正的关注点切入，要重视"买点"，就是"FABE"沟通法则的"B"，也就是让客户购买的理由。缺少了买点，客户持续接受服务的愿望就会大大减弱。即使勉强接受了，也会出现不同程度的失望，影响持续回头和转介绍行为。

2. 价值保证：我们以什么来保证，从而让客户放心

（1）硬件设备设施的保证；

（2）团队的保证；

（3）材料药品和其他物资的保证；

（4）流程和训练措施的保证；

（5）环境的保证。

3. 我们和其他牙科机构的区别是什么（品牌个性、品牌标识）

要体现出价值诉求的差异化、价值承诺的差异化和价值保证的差异化。

4. 我们怎么保证可持续

（1）"为客户创造价值"的使命感驱使我们可持续。不断强化全体员工的使命感和责任感，保持始终如一的临战状态。

（2）把控技术发展趋势、消费发展趋势、服务发展趋势的眼光和敏捷性保证我们可持续。没有长远的眼光，很难把握这些关键趋势。没有市场敏感性，更难感受趋势。

（3）持之以恒的坚守，保证价值展示可持续。这一条是最难做到的，职业倦怠是通病，防止审美疲劳、防止职业倦怠，需要养成全体员工良好的职业习惯。

（四）牙科价值展示的方式

牙科的价值展示主要分为店外展示和店内展示。

店外展示主要通过有效媒体渠道，展示牙科形象、实力、荣誉、成果等，让受众感知并认可牙科机构的品牌价值，从而对客户产生强烈的吸引力。对客户体验效果来说，要达到吸引和一定程度的信任。

店内展示主要通过环境展示、设备设施展示、员工形象展示、服务操作展示、讲解展示、沟通展示等手段，让客户产生足够的信任，从而放心地就诊和成交。

成功的展示要遵循FABE营销法则。我们在后面的相关章节里会详细讲解，在此不做赘述。

（五）特别提醒

展示价值的验收标准是"说明白"。虽然需要一定的艺术性，但决不等同于忽悠。

展示价值是对客户的郑重承诺，任何夸大、扭曲的忽悠行为都是对客户的不负责任，也是自毁形象、自毁口碑、自毁品牌、自毁前程的不负责任行为。

不承诺自己做不到的！

不承诺自己做不好的！

四、交付价值

交付价值就是要圆满兑现对客户的承诺，是牙科创造客户价值的临门一脚。

我们费尽心机、殚精竭虑地定义价值、塑造价值、展示价值，但如果不能及时地、圆满地交付给客户，一切都是白费功夫。所谓功亏一篑，就是在说交付不到位。这方面的教训比比皆是。

交付价值的验收标准就是"交到位"。第一，让客户体验效果符合客户预期，甚至超出客户预期，赢得客户满意和忠诚；第二，符合牙科定义的交付效果设计。

比如，衡量牙科的接诊成功，不能仅仅停留在客户就诊了、交费了，而要保证三重效果，即现场就诊成交、体验后满意、回家不后悔。

仅仅以成交为目的，就会误导员工想尽一切办法促使客户接受诊疗，尽快缴费，而不把客户满意放到第一位，久而久之，就会积累客户不满，造成负面口碑，损伤牙科品牌形象和长期利益。

曾有一些牙科，开业活动搞得轰轰烈烈，充值送礼、充值优惠，一时收了不少钱。由于没有充分的交付准备，造成一定数量的顾客不满意，要求退费。迅速风光不再，坏名骤起，很长时间在低收入水平徘徊。

与其相反的是，坚守医疗底线的牙科，不让客户激情决定，凡是费用较高的服务项目，都让客户反复商量，理性决定。因此，赢得了客户充分信任，诊疗量和营业收入稳定增长。

上述四项价值工程要通过具体的牙科工作模块来完成，价值流如果不能转化为工作流，就不能有效落地；相反，牙科的各项工作如果不放到价值视角下来考量和设计，就不能明确其目的和意义，就不能制定出科学的工作流程和标准，就没法精细设计和检查验收。

从价值流转向工作流，有一把钥匙，可以打开转换的大门，那就是客户体验。客户体验是客户感知价值的途径。我们围绕打造良好的客户体验来开展各个模块的工作，就会收到良好的预期结果。

本书的第十、第十一、第十二、第十三章，我们将从定义价值、塑造价值、展示价值、交付价值四个维度来解读牙科运营的几大模块，以期打开梳理牙科工作流的基本思路。

第八章

训练穿透基本功

做好了上述一切准备，我们就开始用工作逻辑穿透牙科运营的实务。我们用宏观、中观、微观三个层面来解读用"工作逻辑"穿透牙科的各项工程。训练大家穿透的基本功就是让大家学会自觉应用"工作逻辑"，在全部工作中贯穿目标导向思维，很好地融合目的性和规律性。

宏观的穿透，主要体现在用"工作逻辑"来梳理牙科的战略规划和顶层设计。我们会在第九章里予以解读。

中观的穿透工程，主要体现在用"工作逻辑"来梳理四大运营模块和综合驱动和保障，我们用第九章至第十三章分别来表述。

为了让大家能够掌握穿透概念及流程，我们在本章先从日常工作的小模块开始，练习穿透的基本操作，就像为建设高楼大厦准备预制构件一样，为大的运营模块积累手感经验、积累材料。

穿透日常细小的工作模块，是工作逻辑在微观层面的具体应用，也是日常工作贯穿工作逻辑的落地工程，十分重要。它又是一项浩繁的系统工程，工作量很大，一开始很容易走偏，很容易让牙科老板和员工产生挫败感。需要思路清晰，更需要耐心坚持。

第八章 训练穿透基本功

一、训练目的

用工作逻辑穿透工作模块（以下简称穿透），是我们2021年辅导工作的一个重点，也将是今后牙科管理辅导的重点，旨在训练牙科员工，尤其是管理层建立并巩固目标导向思维模式，特别是在微观层面统一目的性和规律性，用预期结果作为逻辑起点，梳理工作思路，明确工作方法和方案，让大家产生强烈的目标感，进而掌握"工作逻辑"在中观和宏观层面上的应用。

穿透训练的目的是让牙科员工真正理解工作，让他们在做具体工作时，尤其是设计和界定具体工作的流程和标准时，有一个明确的方向和结果标准，有明确的决策依据，不用事事都请示领导。通过强化训练，让员工建立起目标导向思维模式和行为模式，从而提升团队动力和士气，提升工作效率和成就。

二、初期训练思路

2021年4月，我们开始着手训练这些梳理工作。通过几家牙科门诊的实验，我们归纳出了一个操作程序的雏形：

选取模块—定义预期结果—推演条件—形成方案—进入"执行、检查、处置、循环"

（一）选取一个工作模块。这个模块要尽可能小，尤其是刚开始练习时，如果工作模块不够小，就不能在较短的时间内完成穿透。

（二）定义该工作模块的预期效果和结果，这一步等同于我们目标导向三部曲的第一步——我有一个梦。这是穿透的关键步骤，需要用简洁的语言准确表达预期结果，可以是一句话，也可以是几句话。

（三）根据定义的预期结果，推演出达成这样结果的具体条件。这里的具体条件是指机会、能力、资源（从另一角度来看，是指人、机、料、法、环等全部要素），以及创造这些条件的必做事项、规定动作和动作细节。我们要盘点现有的条件和目前缺少的条件，那些已经具备的条件，就不需要再费力创造，只要把缺少的条件创造出来即可。这样就会梳理出明确的工作思路，细化为工作方法。

（四）形成方案。把所有动作细节按照时间顺序串起来，形成包含5W2H的工作方案。

这两步等同于目标导向三部曲的第二步——让梦想照亮现实。

（五）依次进行"执行—检查—处置—循环"。这几步等同于目标导向三部曲的第三步——梦想成真。也就是创造条件，消除障碍，达成目标。

我们要把各自部门的工作模块一一进行穿透训练，使每个模块都产生预期效果。如果结果不理想，就重新开始。

领导带头，全员参与，每周穿透一个模块。针对没有产生预期效果和结果的模块，要进行集体会诊，找出症结所在，继续努力，直到达成预期效果。

经过多家牙科门诊开展"用工作逻辑穿透工作模块"的训练，显示出较好的势头。

图8-1是楚雄庞氏口腔盛世舒苑门诊主任赵雪晴的反馈。

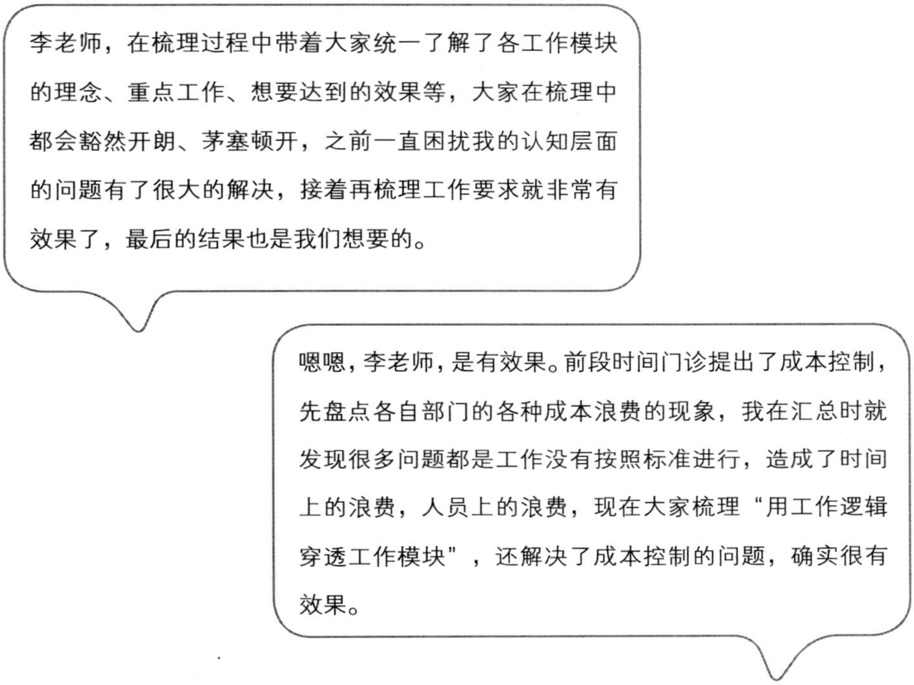

第八章
训练穿透基本功

> 李老师，在梳理过程中带着大家统一了解了各工作模块的理念、重点工作、想要达到的效果等，大家在梳理中都会豁然开朗、茅塞顿开，之前一直困扰我的认知层面的问题有了很大的解决，接着再梳理工作要求就非常有效果了，最后的结果也是我们想要的。

> 嗯嗯，李老师，是有效果。前段时间门诊提出了成本控制，先盘点各自部门的各种成本浪费的现象，我在汇总时就发现很多问题都是工作没有按照标准进行，造成了时间上的浪费，人员上的浪费，现在大家梳理"用工作逻辑穿透工作模块"，还解决了成本控制的问题，确实很有效果。

图 8-1 穿透工作模块演练反馈

三、训练中出现的问题

从2021年4月在江西王想贵口腔诊所进行训练开始，一直到7月中下旬，两次通过微信会议给云南庞氏口腔进行辅导训练，紧锣密鼓地为江西、云南、河南、江苏、陕西、甘肃、内蒙古等地区10多家牙科进行了数十次训练。说实在话，训练的实际进度和效果远低于我的预期。

首先是各家牙科管理层的解码能力大大低于我的预期，仅在选取工作模块这一环，就严重卡壳。因为刚开始，我怕模块选大了，不容易快速穿透，就一再提醒"选取的模块尽可能小"。在实际操作中，几乎所有的门诊都不由自主地选大了，一动手梳理，就遇到麻烦，单次训练的时间远远不够。还有就是模块概念不清晰，没有边界，梳理时很容易跨界，牵连其他相邻模块，甚至牵连不相邻模块，来回串门；再有就是不预留接口，后期无法与相邻模块拼接。我和纵横公司的其他辅导老师紧盯着，一遍又一遍要求模块再切小一点儿，要有边界并预留接口，但各家牙科如出一辙，总是做不到位。

接着是定义选定模块的预期结果。这一环的问题，主要是不会用合适的语词来表述工作结果，也就是不会描述和定义结果。为此，李楠、王保国、李孟劼等辅导老师反复说，在明确结果时，要想清楚，想要什么结果，不想要什么结果？但因为知识层次不高，逻辑思维能力不强，解码能力偏弱，导致无法正确编码。即使大家天天反复做的模块，依然说不清楚。所有工作事项、所有规定动作、所有动作细节都是为达成结果而设计和执行的，预期结果不能明确定义，所有的工作措施、工作标准都是瞎蒙的。背离科学，远离正确，何来工作效率和效果？我们必须想尽一切办法突破这一环。

再下来就是必做事项。必做事项是为确保达成预期结果而设定的，不是随意而为的，它是预期结果的必要和充分条件，是预期结果的驱动要素和保证要素，和预期结果是因果关系。没有这一环，结果只是空想。换个角度说，只有做好了必做事项，预期结果才能出现。这个逻辑关系，多次训练，一直磕磕绊绊，梳理不透彻，语言表述也不到位。

往下走就是规定动作。规定动作是为了做好必做事项而设计和定义的，是必做事项的展开。一件必做事项，至少有一个规定动作，大部分都有两个以上的规定动作。譬如，根管治疗是一个治疗项目，根管预备是必做事项的其中一项，而开髓则是根管预备的一个规定动作。除开髓外，根管预备还有其他一些规定动作。规定动作这一环的障碍同样是逻辑关系理不清，语言表述不到位。

承接规定动作的下一环是动作细节。差不多每个规定动作都有多个

第八章
训练穿透基本功

细节，大部分都是两个以上的细节。这些细节包括手法、速度、角度、力度、频次、时间节点等，这些细节代表规定动作的量化尺度，就是要说明怎么做和做到什么程度。有了细节，就有了具体标准，工作过程才能得以有效进行、有效检查确认、有效衡量。这一环出现的问题是动作细节和规定动作脱节，无法预判是否能够确保达成预期结果。似乎每家牙科都能说出许多细节，但说出的细节和规定动作及必做事项难以建立因果关系或没有强关联。

最后一环是方案。走到这一步，把所有的必做事项、规定动作以及动作细节按照时间顺序，进行归纳综合，自然会形成一个合适的方案。事实并非如此，这一环存在的问题就是完全抛开前面的梳理过程和结果，只是孤零零地做方案。同时，我们在以前培训工作逻辑时，讲到方案一环，反复强调方案要包含5W2H要素，要量化和细化。这个环节的问题是，许多家牙科员工，做方案时机械地把方案拆成why、what、who、when、where、how、how much 7个模块，而不是在一个完整方案里包含明确的5W2H要素。同时，量化和细化不彻底，不能让新手拿着方案就能够做好。这是典型的解码错觉。

这样的训练效果，显然不是我想要的，偏离我的预期太远。最大的可能是，我们在讲解时没有确认大家是否真正理解，高估了解码能力。

针对这种情况，2021年7月下旬，我在微信群对庞氏口腔管理层进行了长达两个半小时的语音讲解和反复确认，又约时间在微信视频会议上一环一环进行讲解和训练，并反复确认。同时，我们修改和细化了穿透程序，针对具体的工作模块，一环一环确认各自的理解效果。经过多次修改与完善，终于做出来一份基本成型的书面方案。随后，庞氏口腔把语音和视频都录下来发给我，我转发给相关牙科门诊，让大家多听几遍，纠正理解偏差，继续强化训练。

9月6日开始，我在江西，连续多天对瑞彩口腔、百合口腔、元邵口腔、卓育口腔、王想贵口腔5家机构员工进行"穿透模块"讲解和训练，详细观察、检验训练过程和训练结果，逐步优化讲解和训练方法，让"穿透模块"训练有了进一步的改善。

我们用表格来展示，见表8-1。

表 8-1　穿透工作模块表格样本

选取模块	给定模块的预期工作结果	必做事项	规定动作	动作细节	提升方案
收银	1. 收费项目、收费标准、收费金额无差错				
	2. 客户无异议				
	3. 收费在3分钟内完成				
	4. 客户在收费过程中无不良体验				

四、穿透程序

在经过上述分析和梳理后，我们把穿透程序做了一些必要的修改，并对具体操作做了细化说明。

（一）穿透程序

选取模块—定义预期结果—确定必做事项—确定规定动作—梳理并确定动作细节—归纳细节形成方案（流程）—进入"执行、检查、处置、循环"

第八章 训练穿透基本功

（二）具体操作

1. 选取模块

吸取前一个阶段的教训，在继续强调"选取模块要尽可能小"的原则的基础上，明确以下几点。

（1）模块由来

①凡是直接工作在服务大流程环节的部门和个人，选取工作模块都要从服务大流程的环节着手，把每个环节作为一个完整模块，继而切成若干个小模块；

②凡是不直接参与服务大流程的部门和个人，要根据职责选取大模块，再切成小模块；

③一开始训练时，尽可能选取简单的模块；

④大家都基本熟练后，从平时老做不好、老出问题的环节切出模块。

（2）模块规模

①每一个小模块的预期结果尽可能不超过3句话描述；

②每一个小模块的必做事项在3项之内；

③每一条必做事项的规定动作不超过3个；

④每一个规定动作的动作细节尽量不超过5个，最多不超过10个；

⑤必做事项数量不能多于规定动作数量；

⑥规定动作数量不能多于动作细节数量。

（3）模块切割

我们举一个实例来说明。

牙科的配台护士有三个大的工作模块，即术前准备、术中配合、术后整理。我们用"术后整理"来做切割示范。如图8-2所示。

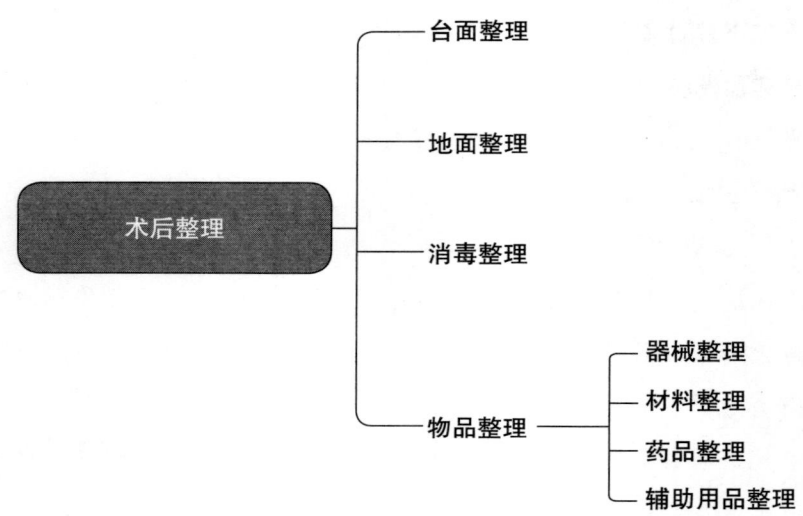

图 8-2 "术后整理"模块切割示意

把"术后整理"这个大模块先切成"台面整理""地面整理""消毒整理""物品整理"几个较小的模块，还可以把"物品整理"进一步切成更小的模块，如"器械整理""材料整理""药品整理""辅助用品整理"。同样，护士们可以把"台面整理""地面整理""消毒整理"等模块切成更小的模块。同时，切割到具体操作项目的术后整理，如"洁牙术后台面整理""洁牙术后地面整理""洁牙术后消毒整理""洁牙术后物品整理"等小模块，穿透起来就比较容易。

（4）要求

①要与其他小模块有明确边界；

②要和相邻模块有明确接口；

③确认每个参与人员都明白，都认可。

2. 定义预期结果

定义了预期结果，就定义了相应的条件和路径，定义了相应的任务和行动。所以，定义预期结果是穿透训练的关键环节。

（1）定义原则

定义预期结果，既要遵照"工作不是做了，是做好了"这个通用原则，还要根据这个模块所在的大模块（"放羊出圈"时，要记得每个大模块分解成了哪些小模块，"赶羊回圈"时才不会进错圈）的原则要求，定义出来的结果是理想的结果，而不是低水平的、差强人意的结果。

定义预期结果，要从三个层面来考虑：操作效果、服务效果和体验效果。对于医生来说，操作效果更多的是要从治疗效果上来衡量，其他岗位的人员要从操作效率及工作质量来考虑。直接接触客户的工作模块，必须考虑服务效果和体验效果，没有这两个效果，工作就是残缺的。不直接面对客户的工作模块，没有必要考虑服务效果和体验效果。

（2）定义方法

①罗列最想要的结果。

②罗列不想要的结果。

③用最明确的、没有歧义的描述方式定义结果。

④如果确定预期结果超过了3句话，就意味着模块大了，要重新切；如果超出不是太多，大家又不想费事，可以在确定必做事项时，每次训练先针对一两个结果进行穿透。

⑤要逐条确认每个参与人员都明白，都认可。

（3）定义预期结果的样本

如果我们把"收费"这一模块拿来穿透，在定义预期结果环节，可以进行以下表述：

①无错（收费对象无错、收费项目无错、收费标准无错、收费金额无错、收费方式无错）；

②n分钟之内完成；

③客户全程无不良体验。

进行到这一步，我们会感觉到，"收费"这个模块还是选大了，可以返回再切割，比如通过收费方式再切割，选择"微信收费"这个更小的模块来穿透。

3. 确定推演必做事项

确定推演必做事项，是思路洞开的关键，不能确定必做事项，就不能保证达成预期结果。

（1）推演并确定做好每一条预期结果的所有必做事项，要求没有多余事项，也没有遗漏事项；

（2）如果发现预期结果条数过多，就分别进行穿透，避免陷入重围；

（3）所有必做事项一律使用一个词或一个短语表述，禁忌使用长句子或整段文字；

（4）确认每个参与人员都明白，都认可。

以"微信收费"为例，如果要保证"收费对象无错、收费项目无错、收费标准无错、收费金额无错"的预期结果，就必须要"核对处置单"，把"收费对象""收费项目""收费标准""收费金额"等栏目一一核对和确认。那么"核对处置单"就是"必做事项"。

4. 确定规定动作

所有必做事项，都要拆解成规定动作，只有确定了规定动作，完成必做事项才有保证。

（1）推演并做好必做事项的所有规定动作，要求没有多余动作，也没有遗漏动作；

（2）如果发现某个必做事项需要做的规定动作过多，就针对该必做事项单独进行穿透；

（3）所有规定动作一律使用一个词或一个短语表述，禁忌使用长句子或大段文字；

（4）逐条确认每个参与人员都明白，都认可。

如果模块足够小，则必做事项和规定动作就会合为一体，不必再分。

5. 梳理并确定动作细节

规定动作要进一步展开成一系列细化和量化的动作细节，才能形成明确的方法，以保证规定动作都做到位。

（1）梳理清楚做好每一规定动作的所有动作细节，要求没有多余细节，也没有遗漏细节；

（2）如果发现某个规定动作细节过多，就针对该规定动作单独进行穿透；

（3）所有动作细节表述，一律使用名词、动词、数量词，不用形容词、副词和模糊用语；

（4）所有动作细节都是表述时间节点（开始和结束时间、持续时间、间隔时间等）、频次、比例、手法、表情、语气、语调、角度、力度、速度、尺度、温度等概念；

（5）逐条确认每个参与人员都明白，都认可。

6. 归纳细节形成方案（流程）

没有落地方案，所有的事情都只是停留在知道的阶段，而不能做到，更不能做好。方案不仅意味着理论层面的完成，同时，要转向实际行动，要产生结果。

（1）按照时间顺序，归纳所有必做事项、规定动作、动作细节；

（2）要包含5W2H要素，而不是拆解成模块；

（3）方案是综合性的，而不是分析性的；

（4）要由文字功底好的员工执笔统稿；

（5）确认每个参与人员都明白，都认可。

因为日常工作模块都具有高频次重复性，所以有必要形成这些模块的规范流程。一个科学的、合理的、规范的、可执行的流程的由来

穿透
牙科实务的工作逻辑

就是这样一步一步形成的。反过来，流程又保障了工作模块成功实现预期结果。

我们用思维导图的形式示范穿透程序，如图8-3所示。

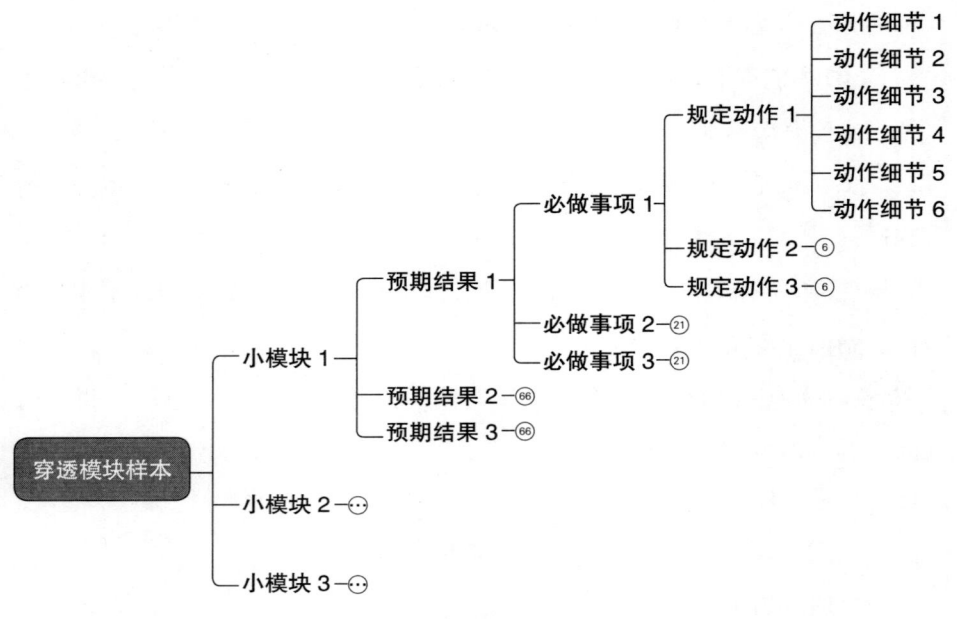

图 8-3　穿透模块程序示范

图8-4是江西广昌卓育口腔医生组在技术主管邵文静医生带领下所做的一个模块穿透后形成的思维导图模式方案。如果转换成流程图的模式，就是一个可以执行的标准流程。

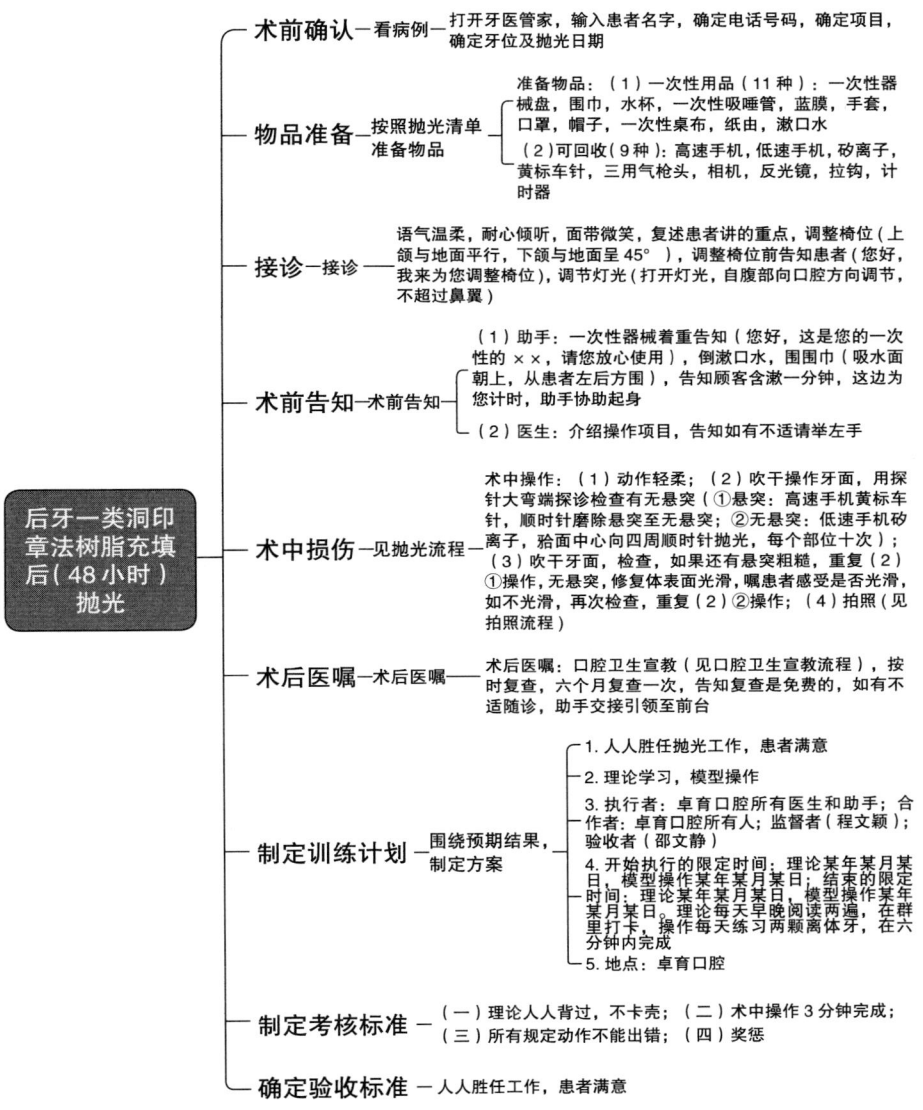

图 8-4　归纳动作细节样本

7. 进入"执行、检查、处置、循环"

进入"执行、检查、处置、循环"是落地环节，按照本书前文对工作逻辑每个环节的解读去做，此处不再细述。

五、训练频次和力度

建议每周进行一次穿透训练，做好一个模块后，再进行下一个模块穿透训练。

每一次训练务求结果，不要走过场。

牙科负责人主导，从管理层到员工人人参与。

结合服务大流程训练，相互对照。

全员参与、全程参与，是穿透模块训练的必要条件，要让牙科全体员工彻底理解自己的工作。

当把穿透模块的训练搞到这一步，我们本以为走过了最艰难的阶段，各门诊应该顺理成章地持续穿透下去，直到把牙科的工作模块全部梳理完毕。事实上，远不是我们预料的那么理想。一段时间后，各门诊都不同程度地出现了懈怠和停滞。在大家的潜意识中，只是把穿透模块当成了应急处理工作的"创可贴"，而不是把它定位为系统梳理牙科的全部工作、建立高效工作模式的重要工具。背后的原因应该是长期条块分割的工作模式，造成了员工和中层管理者高度依赖领导指令，缺乏全局思考和系统安排的意识及习惯。

为了克服这种被动意识和习惯，我们让牙科门诊的不同部门列出自己部门的全部工作模块一览表，并对这些模块分层切割成可以用来直接穿透的小模块，那些已经穿透到位的模块，可以打"√"，没有穿透到位的模块打"×"。这样，所有的员工和部门都有了自己的一张作战地图，可以像将军一样时时检阅自己的工作模块，看看有哪些进展和成就，还有多少欠账，避免稍不留神就懈怠和停滞。管理层和老板也可以时时抽查，看看哪个部门的穿透工作进展顺利，哪个部门的工作进展缓慢，及时给予督导和鞭策。

比如，医生的工作模块可以按照治疗项目列出，然后把每个治疗项目分割成更小的次级模块。如表8-2所示。

表 8-2　医生工作模块

	根管治疗	备牙	种植	隐形矫正	牙周治疗	补牙	牙齿美白	拔牙
1	根管预备							
2	根管消毒							
3	根管充填							
4								
5								
6								
7								
8								
9								

护士的工作模块也可以按照治疗项目列出，再进一步按照术前准备、术中配台、术后整理等分割方法，对各个项目进行分割。如表8-3表示。

表 8-3　护士工作模块

	根管治疗	备牙	种植	隐形矫正	牙周治疗	补牙	牙齿美白	拔牙
1	术前准备	术前准备	术前准备	术前准备	术前准备	术前准备	术前准备	术前准备
2	术中配台	术中配台	术中配台	术中配台	术中配台	术中配台	术中配台	术中配台
3	术后整理	术后整理	术后整理	术后整理	术后整理	术后整理	术后整理	术后整理
4								
5								
6								
7								
8								
9								

需要说明的是，表格里的项目没有具体顺序，也没有列举完整，只是为了说明思路。

我们相信经过较长时间多个模块的频繁强化训练，每家牙科团队成员都会形成目标导向思维、系统化思维、规范化思维，他们的战斗力会得到大大加强，会在市场竞争中脱颖而出。

随后针对硬件环境、整体服务、优势项目、店外经营四大运营模块的穿透，我们会以价值工程层面的四大必做事项作为表述基本架构，梳理到日常必做事项层面，不会深入规定动作和动作细节。读者可以按照本章提供的方法思路，自行切割模块，一一穿透。

给大家一个穿透模块训练模板，大家可以细化一下。见图8-5所示。

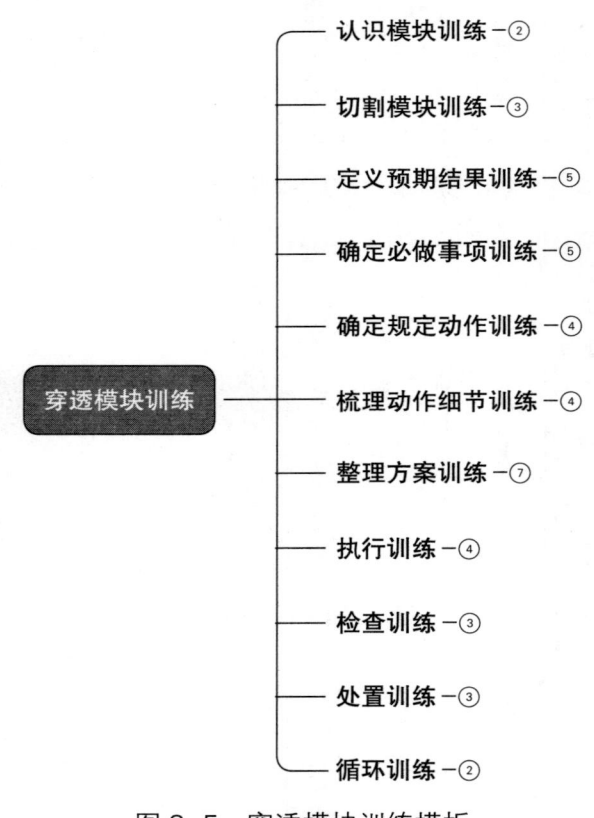

图 8-5　穿透模块训练模板

我们把这个目标继续细化一下，如图8-6所示。

第八章 训练穿透基本功

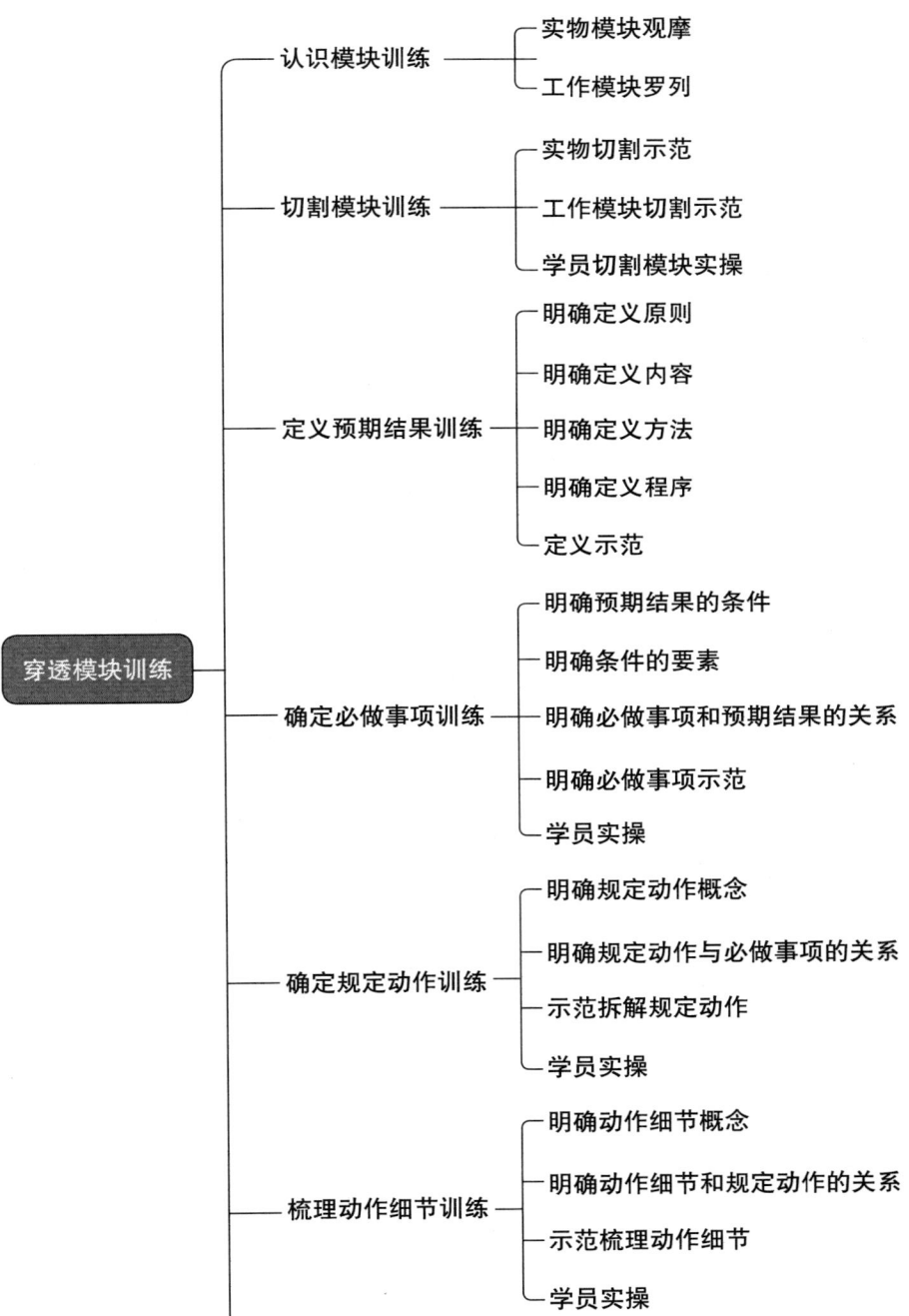

穿透
牙科实务的工作逻辑

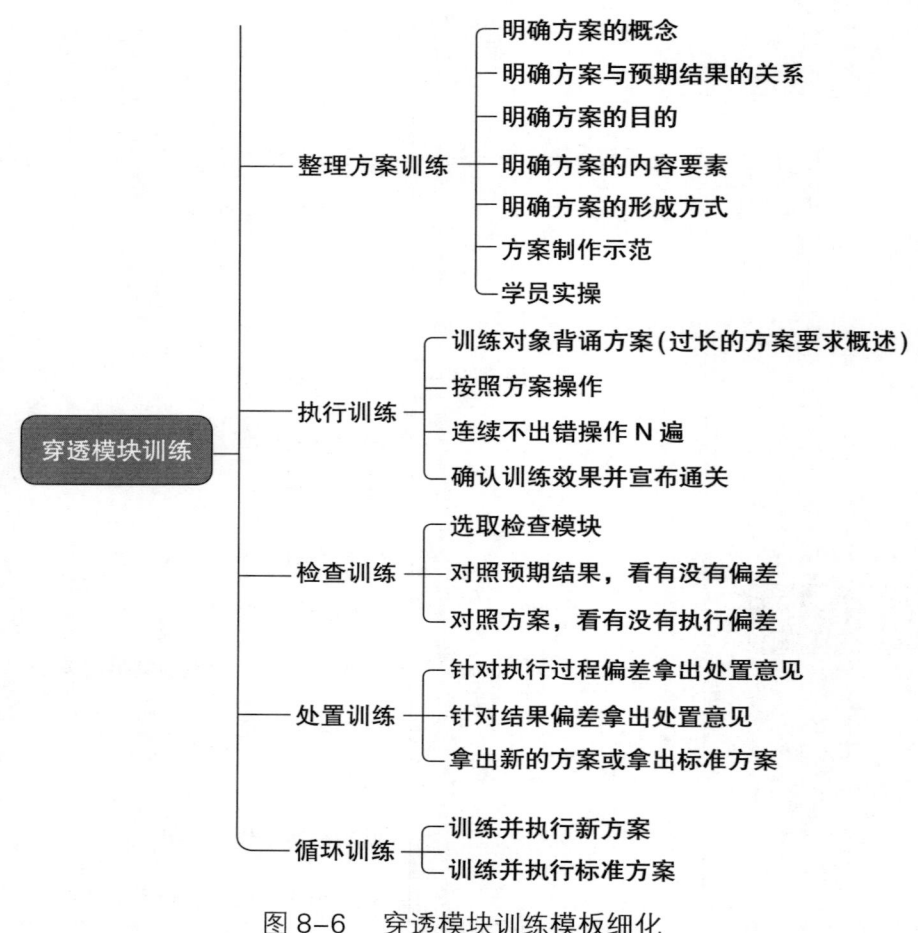

图 8-6　穿透模块训练模板细化

清晰和坚守，在穿透模块的训练中显得尤其突出。

鉴于中观的运营大模块，穿透起来费时费力，一时难以拿捏，我们在后面几章里会转换以下表述方式，通过综合的价值工程角度来展开内容，目的是让大家能够全局性理解和掌握。随着手感经验的不断积累和丰富，驾驭大模块的能力也会随之增强。

第九章
穿透牙科顶层设计

一、复习穿透流程

选取模块—定义预期结果—确定必做事项—确定规定动作—梳理并确定动作细节—归纳细节形成方案（流程）—进入"执行、检查、处置、循环"

本章的模块是"顶层设计"。我们依照穿透流程顺序，先定义预期结果。

二、定义预期结果

我们把牙科顶层设计的预期结果定义为"成就事业"，具体解读为：
1. 未来的愿景和目标能为牙科全体人员所憧憬，并愿意持续奋斗；
2. 业务范围、边界、结构清晰合理；
3. 实现目标的路径清晰合理；
4. 驱动和保障措施有力。

按照高建华老师的说法，顶层设计就是为了企业长远发展，寻找一套可操作性的系统解决方案。它要具有严密的逻辑性和明确的可操作性。

在小白兔牙科工作时，我就反复思考牙科行业的战略发展，20多年来，此心耿耿，夙兴夜寐。直到2020年，价值车轮成型时，我才松了一口气。此时的我，终于把牙科的顶层设计模板构思成型。余下的时间，只是针对一个又一个具体的牙科机构，调整价值车轮从内到外各个模块的尺度。

高建华老师在《赢在顶层设计》一书的第二章中，提出了顶层设计的六大宏观要素："前瞻性预判""从后往前看""系统性思考""方法论支持""数据化分析""科学化分解"。我认为，这六大宏观要素应该是顶层设计的原则性思路。

前文，我们介绍过价值车轮，搞明白了价值车轮，就等于搞明白了牙科顶层设计的基本模板。因为价值车轮完全体现了高建华老师提出的六大宏观要素，具有严密的逻辑性和明确的可操作性。所有牙科机构的顶层设计只要画好并解读好自己的价值车轮，顶层设计就基本成型了。

三、牙科顶层设计的基本模板

科顶层设计的基本模板，如图9-1所示。

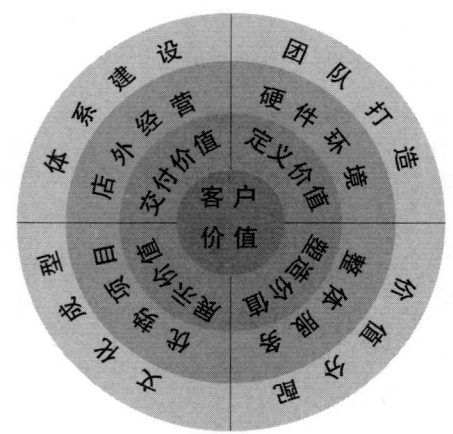

图 9-1　价值车轮优化版

下面，我们围绕价值车轮来说一下牙科顶层设计的基本模块。

我们从里到外，逐步完成设计步骤。

（一）使命层级设计事项

1. 确定使命陈述

为××创造××价值。

这一条是最根本的，它表述的是"××牙科为目标客户群××创造××价值"的使命。这是牙科机构最根本的目的、最根本的原则，它要表明自己的存在将要改变什么、贡献什么。

2. 界定业务范围、市场边界

做X，不做Y。

这一条是牙科业务的范围界定。它要划清该牙科的边界和底线。这样，它才能在纷纷扰扰的市场上不受诱惑，不会轻易迷失。

3. 明晰愿景

成为××型牙科机构。

这一条要给出一个清晰明确的成长目标和愿景，以激励牙科所有员工共同奋斗。

4. 明确原则

以××为××。

这一条，确定了一个牙科做事的底线和边界。同时，在出现冲突时，首先保障谁、保障哪一块。有了这样的原则，领导和管理者在做决策时就会当机立断，员工在做事时也会毫不犹豫。

华为"以奋斗者为本"就是一种十分明确的原则。

5. 标签

××牙科是（要成为）××的××。

这一条，表明一个牙科机构要成为什么，同时，客户与社会公众可以通过这个标签来识别我们的牙科。

"儿童牙齿的贴心保姆，成人口腔的忠实伙伴。"——新乡小白象牙科给自己选择的是"贴心""暖心"的标签。

6. 路径

我们的路径是：××。

"科技兴院"是很常见的一种路径表达，一看就知道通过什么达成使命。

再好的目标，如果选错了路径，必然难以实现。走一条什么样的路，关系着牙科的成败存亡。成功的企业不是走大家都认为好走的路，而是走一条与众不同，看起来十分艰难，却是一条可以走得通，可以超越竞争，走向基业长青的路。

牙科机构通过实施价值工程，通过硬件环境建设、整体服务建设、优势项目打造、店外经营开展，达成每个阶段的目标，逐步达成使命。

7. 保障措施

我们的保障措施是：××。

没有保障的事取得成功的概率是很低的，是不靠谱的。保障要素的到位与否，同样是牙科运营持续成功的关键所在。

我们给予的保障建议就是价值车轮最外圈的四个模块，把这四个模块做好了，就会得到有力的持续保障。

（二）确定四大运营模块进行的建设原则及路径

这四个运营模块的成功与否，关系到一个牙科的成功与否，必须在顶层设计层面明确它们的原则和路径。其实，牙科经营的愿景就是成就客户，在此基础上明确以下四个方面内容：

1. 确定硬件环境的具体原则和建设路径；
2. 确定整体服务的具体原则和建设路径；

3. 确定优势项目的具体原则和打造路径；

4. 确定店外经营的具体原则和运行路径。

这4个模块的具体实施在接下来的几章会详细说明，所以这里不再多做陈述。

（三）确定保障模块的建设原则及运行路径

这几个模块是牙科运营成功的重要保障，务必到位。在顶层设计中必须明确相应的原则和路径。

1. 定义团队打造的原则和路径，这一模块的愿景就是成就员工，成就团队；

2. 定义体系建设的原则和路径，这一模块的愿景就是成就平台，支撑品牌；

3. 定义价值分配的原则和路径，这一模块的实质就是兑现给员工的承诺；

4. 定义文化建设的原则和路径，这一模块的愿景就是成就品牌。

详细内容在《牙科门诊管理之路》一书中已有讲解，本书只从保障角度简要介绍。这里不再展开说明。

读者先学会这样的"填鸭式"顶层设计，在实际运营中不断优化，牙科机构就有逐步理解和掌握顶层设计的要领。

四、顶层设计不可或缺

顶层设计的概念提出来时间不算很久，过去的企业界大多讨论战略规划，没有人讨论顶层设计。今天的企业界，顶层设计已经广为人知，且有不少企业开始行动，并且取得了一定成就。

谈论使命固然很重要，但没有顶层设计，使命和愿景只是空中楼阁，只是缥缈的无法附身的一缕游魂。

国内除为数不多的牙科机构一开始就按照企业化的模式运营牙科外，绝大多数的牙科老板都是摸着石头过河，走一步算一步，基本没有顶层设计的意识。中国的牙科市场发展到今天，其变化已经是天翻地覆，如果还按照过去那种发展模式，势必为时代所丢弃，为市场所淘汰。

中国牙科行业，大部分是牙医创办的牙科机构，先天带着个体户的基因，想要跨越式的发展，想要在未来的市场上站稳脚跟，就必须摒弃个体户的意识、思路、格局，转变成企业家的胸怀和理念，要按照企业发展的规律去设计、规划自己的牙科。所以，搞清楚并掌握牙科的顶层设计思路和方法，是必备技能，是必须要跨过去的一道坎。

五、行动起来，开始学习和尝试

这世界上，再难的事，只要愿意去做，就没有迈不过去的坎，就没有走不通的路。

顶层设计虽然有难度、有障碍，但也不是不可预知、不可掌握的，只要愿意学习，愿意克服困难去尝试，总有一天会成为行家里手，可以轻松驾驭牙科的未来发展。

读者可以参照模板图9-2，尝试做一个自己牙科的顶层设计方案。

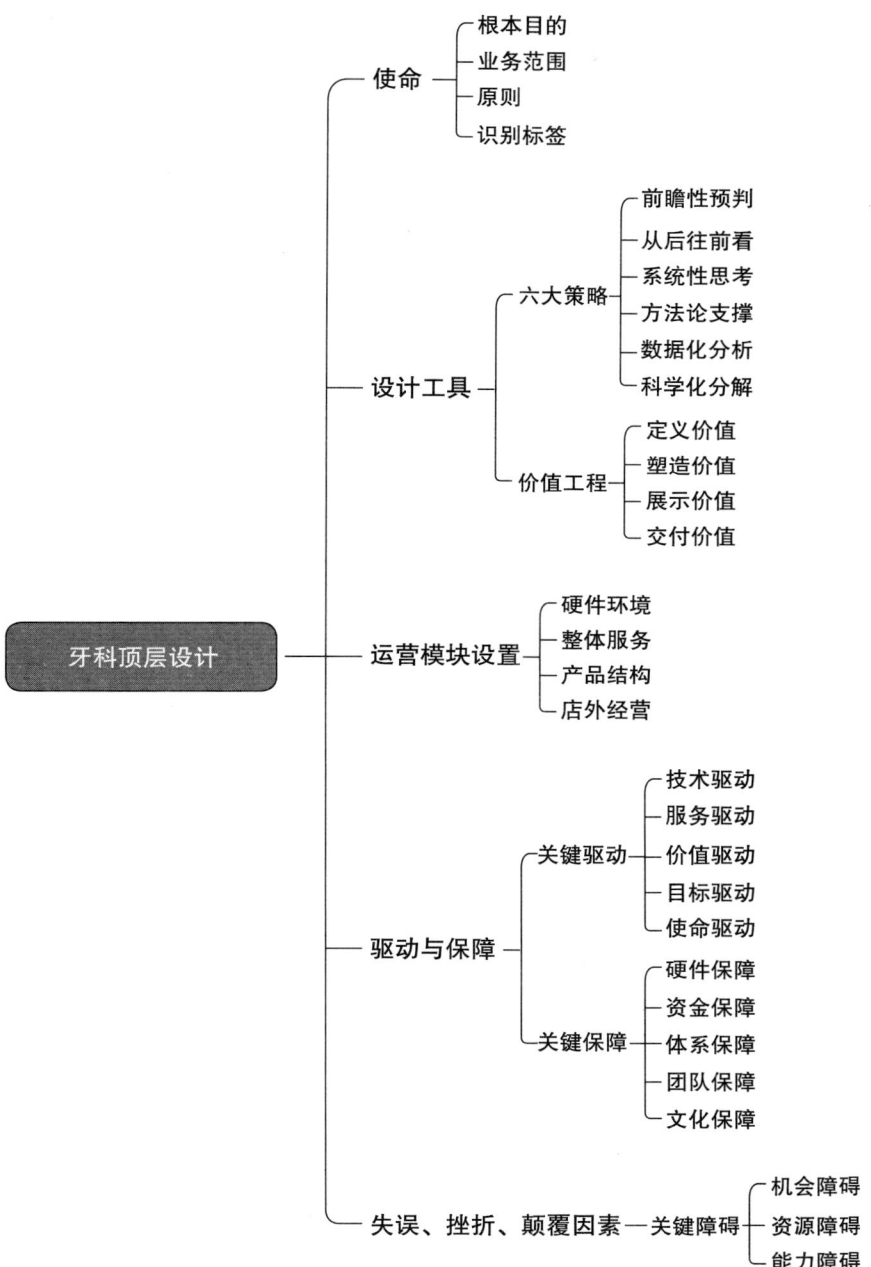

图 9-2　牙科顶层设计模板

第十章
穿透硬件环境建设

一、复习穿透流程

选取模块—定义预期结果—确定必做事项—确定规定动作—梳理并确定动作细节—归纳细节形成方案（流程）—进入"执行、检查、处置、循环"

本章的模块是"硬件环境建设"，是创造客户价值的重要一环。我们依照穿透流程的顺序，先定义一下预期结果。

二、定义预期结果

我们可以把硬件环境建设的预期效果确定为：好看、好用。我们用直角坐标来表示，如图10-1所示。

第十章
穿透硬件环境建设

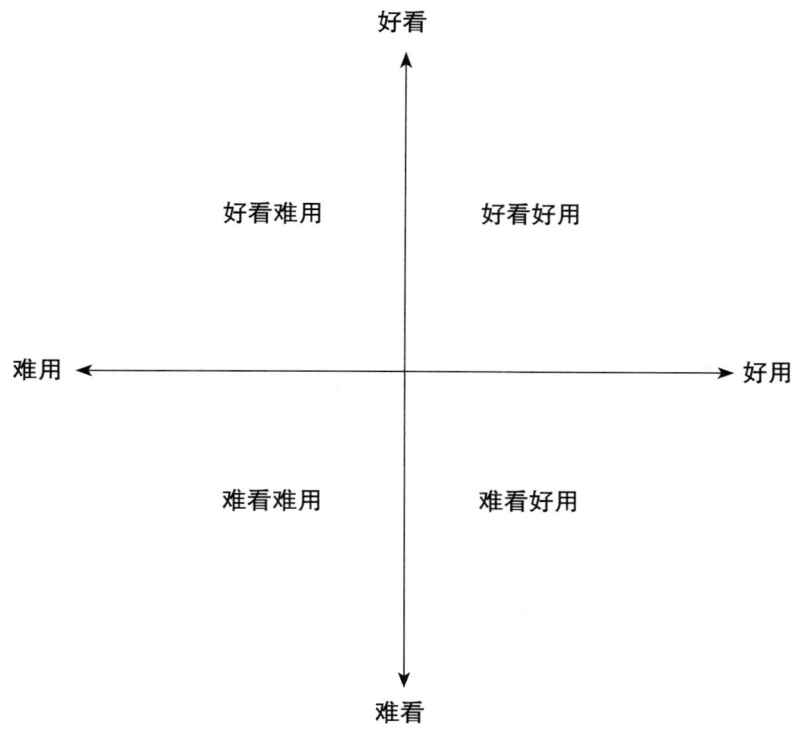

图 10-1　好看、好用的直角坐标示意

所有的硬件环境无非是四种效果：难看难用、难看好用、好看难用和好看好用。所有的人肯定都希望好看好用，但实际情况却有很大偏差。至于在硬件环境的某一模块，是偏重好看还是偏重好用，要看实际情况。对于好看的程度和好用的程度，在具体定义时要有明确标准。

针对一个正在筹备的牙科机构，必须在以下方面做出明确预期。

1. 位置：什么区位、交通状况、人流状况、邻居等有明确的要求；

2. 规模：营业面积、椅位数、员工人数、预期月营业额、利润额等有明确指标；

3. 结构：楼层结构、单层空间功能分布等；

4. 审美效果：突出什么样的美感；

5. 档次：适合什么样的目标客户群体；

6. 场景价值：店内所有接触客户的区域空间将会给客户带来什么样的场景体验和价值；

7. 个性标签：第一眼会感到什么、想到什么，逐渐会固化为什么印象。

如果是一个已经经营一段时间的牙科机构，将在以下方面做出明确预期。

1. 规模增长预期：营业面积、椅位数、员工人数、预期月营业额、利润额等增长指标有明确指标；

2. 市场半径改变预期：辐射半径、覆盖半径；

3. 目标客户群改变预期：现有客户群体的保留与剔除、全新客户群体的锁定；

4. 场景价值：店内所有接触客户的区域空间将会给客户带来明确预期的场景体验和价值；

5. 全新识别标签预期：从原来的印象改变为预期的全新印象。

穿透硬件环境是一个十分庞大的运营模块，上述每个方面都需要逐级分割成较小的模块，在好看、好用的原则指导下，定义出每个最终小模块的预期结果，再逐个梳理出达成预期结果的必做事项、规定动作和动作细节，这个工作十分繁杂庞大，占用篇幅过长，我们不能一一细说。

为了引导大家学会穿透这个庞大模块，我们根据硬件环境建设的流程顺序来划分模块，初步考虑划分为店面选择和设计、房屋结构选择、室内环境设计、设备设施配置设计、装修施工及设备设施安装、后期软装、后期维护等次级模块，这些次级模块可以继续分割为再次级模块、更次级模块。

考虑到这一个模块会占用太多篇幅，我们把它的定义价值、塑造价值、展示价值、交付价值四大必做事项作为表述的基本结构，针对硬件环

第十章
穿透硬件环境建设

境建设流程顺序的各大模块，展开本章内容。我们将从客户想要的用处和好处出发，以可预期的良好的客户体验为根本标准，介绍设计硬件环境、建设硬件环境、维护硬件环境、更新硬件环境的具体内容。

之前，在《牙科门诊管理之路》一书中，对硬件环境建设的内容，花费了一定篇幅做了介绍，因限于当时条件，只是介绍了是怎么做的，没有说明为什么那样做。

从价值流的角度来看待硬件环境建设，要依赖整体服务的设计，有什么样的整体服务要求，就需要配套相应的硬件环境。牙科的价值流不同于工业的价值流，尽管现在的工商业也是从客户需求出发进行客户洞察，进而研发产品、生产产品、销售产品，但工业从原材料到最终产品的过程中，并不是每个环节都接触客户的，尤其是生产过程；而牙科机构的服务从头到尾都要接触客户，都要考虑客户的体验效果。所以，牙科硬件环境建设必须要考虑客户体验效果，充分展示价值，圆满交付价值。

为此，我们主张硬件环境建设从设计到装修施工，再到后期软装，都要站到客户价值和客户体验的角度思考和设计，要服从服务大流程的要求，而不能仅仅考虑空间自身。

三、通常的硬件环境误区

我们先把通常出现的硬件环境建设误区做一介绍，提醒读者，避免重蹈他人覆辙，避免再吃自己过去吃过的苦头。

我们经常会在进入一些牙科机构时，感到店面和店内环境让人别扭，有些别扭能说出来，有些说不出来。仔细追究就会发现，下列情况是造成这些别扭的根本原因。

（一）空间布局失误

空间布局的失误主要是没有整体服务意识和结构概念导致的。

1. 布局凌乱：这种情况是比较普遍的，不少牙科老板没有整体服务意识，不知道空间布局的功能和价值，不知道空间布局会影响服务效果，影响客户体验，从而影响客户对牙科的评价和选择，而只是简单地把空间塞满。

2. 功能搭配错位：比如，消毒间的清洗、打包、消毒、储存供应几道工序没有顺序布局，或者相错较远距离；再如，诊室边柜的摆放没有考虑配台方便等。诸如此类现象比比皆是。

3. 功能模块放置位置不恰当：比如，消毒间的位置放置随意，根本不考虑使用的方便性和效率，更不会考虑价值展示功能和客户体验功能；技工室放到哪个位置最恰当，不假思索；卫生间放到哪一块既方便又不影响整体布局，不予考究；等等。

（二）功能缺失

儿牙只有诊室，没有配套的刷牙示范、玩耍空间；没有安抚哭闹孩子的空间；消毒间功能区不完整；没有防护到位的拍片室；没有员工培训学习的空间……后期使用时才觉得缺这少那的，不得不贴膏药式填补。

（三）功能衔接凌乱

没有整体服务意识、没有端到端意识，常常会导致诊所空间功能交错、不流畅、客户无谓移动、折返次数过多等现象，造成客户体验不好、评价不好。比如接待到登记距离过远，分诊到就诊之间空间移动过远，缴费走动距离过远等。

（四）色调不搭

灯光过冷或过亮刺眼；颜色过暗，墙壁、天花板、地面等主要地方用黑色、深灰、深绿、重咖啡色；色调过冷，大量使用玻璃、不锈钢等偏冷材料；使用燥红、燥绿、燥黄、燥蓝等刺激性强的颜色；没有主色调；搭配不到位。

（五）不符合定位

装修层次不符合锁定的客户群体的层次，过高或过低，不是让客户不敢进，就是让客户嫌弃；装修风格不统一，造成识别困难；在一个县级城市，装修得富丽堂皇，让很多人不敢进门；在一个大城市，装修得像地摊；等等。

（六）美化不美

不少牙科喜欢摆放一些植物花卉，美化环境，但是摆放位置和摆放实物却不讲究，没有起到美化的效果，反而显得土气；有的虽然摆放了花盆，却长期不维护，灰尘太厚，看起来脏兮兮的；有的枝叶已经枯死，还在那儿摆着，未及时更换；有的喜欢挂上一些字画，表现一些文雅，但选的字画层次过低，或内容不搭调，反而丑化了环境。个别女性创业者把牙科当成自己的闺房，随意摆放、悬挂一些自己喜欢却与牙科行业不搭调的物品，看起来很不雅观。

（七）脏乱差

在2010年去过一个经营了30年的牙科，看了一上午，中午吃饭时，这家牙科的创业者很急切地问我都看到了什么问题，我回答说，你的牙科不是牙科，是猪圈。当时他的脸都扭曲了，红一阵白一阵的，十分尴尬。我再问他："搞了几十年医疗，怎么连最基本的卫生都搞不好，好意思说是牙科吗？"仅仅进门后那个连排的候诊椅下面，烟头、烟灰、鼻涕、痰、带血的棉球、纸屑等，不一而足，抬头随处可见蛛网，楼梯上满是灰尘和垃圾。这是我进入牙科行业以来看到卫生最糟糕的一家，稍稍讲究的人都不会在这里看牙。我给他手写了136条显著的问题，让他们限期改正。

有一些牙科搭眼一看，还算干净，但禁不起仔细检查。

物品摆放凌乱的现象很普遍，太多的牙科存在这种问题。很多时候，这些牙科机构从老板到员工都没有物品规范摆放的意识，总觉得不影响看牙。

脏乱差现象直接影响了客户感受，降低甚至磨灭了客户对牙科的信任。

所以，我在介入一些牙科管理辅导时，首先要求把卫生和物品摆放做好。

（八）空间先天缺陷

不少的牙科空间都有一些先天缺陷，柱子过多、形状不规则、尺寸不合适难以利用等，这些缺陷给牙科空间设计装修带来明显的困难，有些可以通过设计布局加以矫正和弥补，有些则无法解决。

（九）没有考虑配合服务的要求

过去的牙科，很多人只考虑空间的充分利用，把空间塞满，从不考虑服务顾客的要求。很多传统医院那种让顾客来回奔跑的空间设置就是典型案例。

眼光有限、一味省钱、没有主见、没有审美意识等原因导致了硬件环境缺陷多多。

四、硬件环境的价值定义

硬件环境是牙科展示价值和交付价值的主要场所，它会给客户带来直观而真实的体验，需要精心思考和定义客户体验效果。硬件环境的价值定义主要体现在设计层面。

硬件环境设计包括牙科店面设计、店内环境设计和设备设施配置设计。

这些设计，必须要总体把控，应该有什么，拥有的这些元素要起到什么作用；应该没有什么，为了防止出现哪些问题。

（一）店面设计

1. 牙科所处地理位置的选择

以前在小白兔牙科工作时，正赶上连锁发展时期，经常要为连锁机构选址。时任小白兔牙科集团总裁的张海林曾为选址定下一些原则，以指导选址工作。

这20多年，我看到过很多牙科因选址错误导致经营困难的案例。

2005年，一位老朋友邀请我去他在北京的一家门诊看看。这个门诊位于一条单行道旁边的坡道半中间，门口的行人和车辆是单向的，而且匆匆而过，不会在此停留，很难注意到旁边的牙科招牌，直接进门的人很少。外地医生到北京开店本来就没有本地流量，加上北京知名机构超多，名医荟萃，培养名气十分艰难，做广告费用高昂。这显然是一个错误的选址。

2014年，在北方某城市讲课，受班上的一位学员邀请，去他在该市区的一家门诊参观。当到达门诊地段时，我们发现这个门诊的位置选择有先天的致命问题，即使做很多努力，短时间内也很难有起色。

选址正确，会让牙科经营减少很多困难和障碍，增加成功的概率。人群的必经之道和聚集停留的地方，车辆的必经之道和停留聚集的地方都是选址要首先考虑的。可以紧靠地标建筑，或自己能够努力成为地标。你想要锁定什么样的客户群体，就要知道他们住在哪里、会经过哪里、会在哪里停留、会关注什么。

如果选择不够醒目、没有广告效应的位置，就要有补救的引流和宣传措施。

2. 邻居的选择

"昔孟母，择邻处，子不学，断机杼。"这是《三字经》里的句子，说的是当年孟子的母亲为了给儿子一个好的学习环境，费尽心机选择邻居。

作为经营实体的牙科，邻居的选择也是一个重要问题。简单地说，就是要与什么样的店面实体做邻居，而不与什么样的店面实体做邻居。

说两个极端的例子。

第一个例子是2001年冬天，我去一个县城做市场调研，看到这样一家牙科门诊，挂着两个牌子，一个牌子就是"牙科"两个大字，另一个牌子是"花圈店"。第一眼看到时，我还以为花圈店是隔壁的，谁知走近观察，才确认两个牌子是一个店面。当时让我目瞪口呆。

第二个例子是2015年春天，在西北某城市考察，发现医院对面的一家牙科门诊，门口左边分别是花圈店、棺材店、估衣店，门口右边依次是花圈店、棺材店、估衣店。这样的选址真是匪夷所思。

你在什么地方和什么邻居扎堆，就意味着你的定位是什么，客户会根据你的邻居对你做出判断、评价和选择。如果和银行、专卖店、咖啡厅、高端会所等做邻居，别人会认为你也是高端的；如果和杂货店、地摊做邻居，任你怎么表白自己是高端的，别人也不认可。好的邻居能拉升你的形象，不搭调的邻居会降低甚至毁灭你的形象。一个讲究的牙科老板，一定会重视邻居的选择，不会随意开店。

第十章
穿透硬件环境建设

3. 店面设计

2013年，到湖北某市一家牙科去做管理诊断，我们一行三人看着那个牙科的门头走过去，结果走进了隔壁一家店面，怎么看都不像牙科，问了一下，才知道进错门了。我很错愕，真是看着门头牌子走进来的，怎么会进错门？我以为是自己老眼昏花弄错了，谁知随行的两位年轻人也会认错，闹了一个大大的笑话。这是我遇到的误导视觉的店面，属于难用的类型。

店面设计，一定要想清楚自己的目的和定位，好看、好用的原则，在这里，主要突出以下几个要素。

（1）醒目，容易识别和记忆（大、炫亮、个性化、冲击力、老远能够看得见、各个角度容易看见、吸引眼球）。站在预选位置周边至少3个角度、距离100米左右，向预选位置看，能不能一眼看到、看清楚。

（2）正向的品牌联想，就是让人看到店面的刹那间，只往好的方面去想，而不会有负面想象。

（3）容易产生信任，一个好的店面设计效果，会让人直接产生好的评价，进而产生信任。走到门口忍不住想进去看看，这就是自然引流的作用。

（4）有行业特征，但要把握尺度。说一下反面案例，10年以前，一些牙科老板，生怕别人不知道是牙科，在门脸上随意堆砌牙科标志，喜欢在玻璃窗上贴满"拔牙""镶牙""治牙"等代表业务范围的标签，看起来凌乱不堪。

（5）最好成为地标。针对选址，大家必须想明白，你的定义将会给客户带来什么体验，交付什么价值。否则，这样的定义毫无意义。

（二）房子结构的选择

房子结构，对于一个严重依赖店面的经营实体来说，其重要性不言而喻。

一个结构不合理的房屋，严重影响店内布局、影响各种功能区的设置和排列，进而影响客户体验效果。2017年，有一位熟人说，他找了一个店面，让我看看是否适合做牙科。我到实地一看，不由得摇头否定。这个房子，说起来有800多平方米，但因为格局和尺度问题，实际上最多可以放4台椅位，可利用面积太少。

下列给出选择房屋的6条原则，以供读者借鉴。

1. 层数不要多。每多一层，服务和管理成本就会翻倍增长。

2. 结构简单，尽可能是方方正正的。如果进去拐弯抹角的，连自己的员工都迷糊，客户会更难受。

3. 承重的柱子尽可能少，尽可能适合功能空间分割尺度。

4. 长宽尺寸要适合空间功能分割。有的房子看起来四四方方的，但量完尺寸，就为难了，摆一排显得太宽松，摆两排却不够尺寸。这样的房子空间利用率太低。

5. 不光要适合摆放的功能区，还要考虑到进出通道的安排。

6. 自然通风和采光条件要好。如果不能自然通风和采光，就会耗费大量的能源，升高成本。

好看、好用的原则，在这里尤其重要。

（三）店内环境设计

店内环境设计是一项专业性很强的工作，不是简单的依葫芦画瓢，如果做不好，不出效果，白花钱，还给后期的使用带来许多麻烦和障碍。

1. 常见店内设计的败笔

这里的败笔随意一列就是一大串，譬如，色调不搭；燥色；空间布局不合理，不利于服务流程的落地；诊疗空间过于透明；功能衔接不到位（主功能、辅助功能）；没有体现价值意识；定位意识模糊；胡乱堆积元素；灯光亮度和颜色不协调；吧台设计生硬；走廊过长，过于单调；前台

第十章
穿透硬件环境建设

离进门的地方太远；院长办公室太靠前、太显眼、麻烦多；通风不畅；自然采光设置不到位……

这些都是违背好看、好用原则造成的。

2. 设计原则

所有的设计都要遵循一定的原则，牙科硬件环境设计也不例外。缺少明确的原则，就会出现很多硬伤。

（1）牙科内部从整体到局部，都要从价值展示和价值交付的角度思考和确定功能、确定风格，思考和确定设备及材料选用。

（2）围绕牙科整体定位。牙科整体定位是牙科设计的出发点和立足点，任何脱离牙科整体定位的设计都是瞎搞，都是不着调。

（3）符合行业特征。例如，一些高端牙科，无论是外观还是内部环境，看起来不像牙科，倒是很像会所。猛一下，会觉得不符合行业特征，但仔细想想，会明白这些高端牙科实际上是抓住了隐性的本质特征——客户的差异化需求。

行业特征，有的是显性的，一眼就能识别；有些是隐性的，不加深究，发现不了，需要系统的逻辑思考，才能剥离出来。

（4）符合服务大流程要求。硬件环境是为了保证服务效果，保证客户体验而设计和建设的，如果不考虑服务大流程的要求，就会导致服务成本增加、效果衰减的不良后果。特别是服务大流程有端到端的价值流要求，如果违背了这方面的要求，想提升客户体验就是一句空话。

（5）有利于提升员工工作效率。诊室的边柜放置在哪个位置最有利于医护使用？消毒间设在什么位置最方便？拍片室和诊室相对位置怎样最好？一系列问题在设计时都会摆放到设计者的面前。员工工作效率是一个必须充分考虑的参数，忽略了这个重要参数，就会导致设计的失败。

（6）不能损害员工健康和客户健康。通风、采光、保温以及使用材料的环保性和健康性等，很多方面都会影响到牙科工作人员和客户的健康问题，处理不当，后患无穷。

（7）符合美学原则。硬件环境的布局、款式、线条、比例、色调等，都涉及美学元素，弄不好，就会出现败笔。审美素养和眼光不到位，难以建设优美的环境，难以向客户传递美感、愉悦感，交付审美价值。员工在一个没有任何美感的环境里工作，心情愉悦程度就会大打折扣。

（8）具有个性鲜明的场景体验。

3. 设计内容（事项）

硬件环境的设计内容包括以下5个方面。

（1）功能区划分和位置排列

把需要的功能区排列出来，根据其性质和服务大流程要求，摆放到合理的位置。

（2）指示功能

现在，很多国有医院都在一楼大厅醒目位置放置有整个门诊楼、住院楼的功能区分布图，以供客户查看。

民营牙科机构必须有方便客户的意识，在候诊区适当位置放置整个机构功能分布图，在电梯口、步梯口显示楼层数，且对卫生间等功能区有明显的方向和位置指示。

云南弥勒新一口腔的诊室门口设置有显示诊室状态的指示牌，可以看出是在诊疗中，还是已经消过毒，处于待诊状态。

（3）尺寸拿捏

各个功能区需要多大面积，需要定量设计。以上两项主要体现在平面设计图上。

（4）风格设定

既需要设计整个空间的总体风格，还需要设计各个功能区的个性风格。其中包括布局风格、相互比例、色调搭配、灯光、设施的款式等。

设计效果图上将会全面体现。

（5）确定材料选用标准

材料是空间环境使用功能和审美功能的物质基础，选用合适的材料是硬件环境建设的重要环节，材料的性能、寿命、环保性等关键指标要一一确定，严格把关。

4. 设计程序

牙科空间设计不是功能区的随意排列、简单堆砌、任性摆放，也不是设计人员天马行空的胡思乱想，更不是牙科老板个人意志的无边界发挥，它有自身的规律可循，在实际设计中要遵循一定的科学程序。否则，就会出现波折和挫折，难以达成目的。

建议程序：

创业者明确定位（体验效果）—明确服务大流程—提出功能要求—提出客户体验要求—对接胜任要求的设计公司和设计人员—沟通和确认相关要求—设计人员实地测量和考察—设计人员拿出初步设计构思—二次沟通—修改优化设计方案—确认设计方案（有备用方案）—转入实际装修和购买安装

水平再高的设计公司和设计人员，如果不清楚牙科的定位，不清楚牙科老板的要求，设计只能停留在肤浅的建议层面，无法设计出能够满足牙科机构需求的平面装修图和效果图。

态度再好、耐心再强的设计公司，永远满足不了一个糊涂老板的要求。

态度再好、耐心再强的设计公司和设计人员，永远替代不了也掩盖不了低劣的设计能力。

按照上面建议的程序进行，可以大大减少设计出偏。

硬件环境是最直观的客户体验落地模块，无论是客户走到牙科门前，还是走进牙科内部，硬件环境都会在客户心理上产生一定程度的感受，这些感受促使客户对牙科进行预判性的评价和选择。

（四）硬件设施的配置设计

硬件设施，尤其是大型医疗设备设施，如口腔CT、显微镜、瓷睿刻、激光、口扫等，直接影响口腔诊疗的效果和效率，务必慎重选择，其配置设计，主要由牙科老板亲自主持，也可以有一个决策班子。

1. 误区

硬件设施的配置存在以下误区。

（1）越便宜越好：错误地认为，少花钱，多办事。实际上任何事情都有度，过度则会走向反面。性价比是一个重要的指标，不能单方面的看便宜。垃圾不要钱，除了收破烂的人，没有人愿意拿回家。即使收破烂的人也不会把所有的垃圾都拿走。

（2）越贵越好：有一些人盲目跟风，贪慕虚荣，认为贵的就好，往往花钱不少，价值不高，效果不佳。

（3）没有配套意识，胡乱拼凑：硬件设施往往是配套使用的，如果不考虑配套作用，就可能造成相互之间不兼容、不配套、不好用、效率低等问题。

（4）听风是雨：一些人在设备设施选购方面没有主见，听别人说什么好，稀里糊涂就下单购买，不做调研和比对，不看相关试用反馈，吃亏上当在所难免。

（5）没有定位意识，胡乱拼凑：没有定位意识的人不知道为谁服务，需要具备什么条件和层次。设备设施选购没有整体规划，想一出是一出，胡乱拼凑，结果将不甚理想。

2. 配置原则

选购的设备设施是要使用的，是用来提高效率和效果的，必须有相应的原则来约束。

（1）功能完整齐全：这是基本原则，如果买回来的设备设施是残次品，将会影响使用。

（2）考虑使用寿命：大件设备都有较长的使用寿命，如果使用寿命太短，连投资都收不回来，就是严重决策失误。

（3）考虑安全系数：使用安全不能得到保障，那就是在牙科里埋着定时炸弹，随时会爆炸，造成重大损失。

（4）考虑操作使用简便：操作简便是当今流行元素，不仅可以提升操作效率，还可以节省培训时间和精力，降低使用门槛，节省成本。

（5）考虑维修更换方便：所有的设备设施都会出现故障，它的配件都有使用寿命，如果维修不方便，更新升级不方便，就会有诸多麻烦。

（6）颜色、款式要和整体风格、功能区风格搭调。

3. 设计内容（事项）

（1）定义功能

定义功能就是要确定购买的设备设施、器械材料必须具备的功能，包括基本功能和特殊功能。

①定义设备设施的基本功能。

牙科设备设施不仅要考虑具有什么功能，还要看其功能是否强大，是否满足使用。最好有一定的额外功能。比如，牙科设计椅位数量是10台，选用的空压机要能够带动12~15台；设计使用电源功率为100千瓦，实际动力要有150千瓦；空调的匹数要比实际使用数量高出一定比例；等等。

②定义设备设施的特殊功能。

要满足客户的差异化需求，交付差异化价值，就需要设备设施具有差异化的功能，在设计阶段，必须要明确这些要求和标准。

洛阳牡丹口腔的候诊区，装有两台电视。一台专门播放口腔健康知识，遥控器由牙科前台掌管；一台播放正常电视节目，客户可以自主调换频道。

③定义器械材料的基本功能。

针对客户定位，确定选用器械材料的基本功能，要明确底线和标准。

④定义器械材料的特殊功能。

针对客户的差异化需求，在器械材料的选用上，要求有相应的特殊功能，以满足使用。

多年以前到哈尔滨圣安口腔参观，我曾听到这样的介绍：针对俄罗斯客户，他们采用特殊尺度的车针一类器械。

（2）定义价格范围

一分价钱一分货，不论是设备设施，还是器械材料，不能一味贪图便宜而忽视使用效果，也不能盲目相信贵就是好。要确定一个合理的价格空间。

（3）定义供应厂商

重视设备设施、器械材料自身的质量和性价比是完全有必要的，同时还要注意供应厂商的信誉和后期服务能力，在这方面，不少牙科机构吃过亏。有些厂商为了成交，当时信誓旦旦承诺的服务，到后来全都兑现不了，牙科机构花钱买气生。

五、硬件环境的建设施工——价值塑造

硬件环境的建设施工，就是塑造价值，就是把设计变成现实。

2015年，河南、宁夏好几家牙科，本来找的是具有实力的设计公司，但最后装出来的效果实在太差，远远达不到设计水平，看一眼就让人心里窝火，越看心里越难受。

很多家装和公装的施工队伍，都是临时拼凑的，干活基本上只考虑自

第十章 穿透硬件环境建设

己那一块，很少会统一安排，紧密协调，在各个模块衔接上经常出问题。

为此，建议大家遵守以下原则，注意下列施工事项的相关要求。

（一）原则

1. 严格按照设计进行装修施工，千万不要随意一个建议就改动设计；
2. 严格按照设计进行维护维修，不要图省事，随意使用替代方案。

（二）施工事项

牙科装修施工事项都要列出清单，按要求一一进行。

1. 装修

装修是一项极易留下遗憾的事情，一旦出现返工，就有很多麻烦出现，更麻烦的是效果不好还无法返工。所以，装修一定要把好关。

特别提醒以下几点：

（1）找靠谱的装修施工队伍：不靠谱的装修队伍能把人气死。不是这儿出问题就是那儿出问题，一天到晚不让人安生。

（2）严格把控装修材料质量：特别是重要的电路电器材料、管道材料、信息通信材料等，一定要选购大品牌高质量的产品，千万不要凑合。

（3）不要被施工人员的所谓建议蛊惑，随意改变施工设计方案和标准。

（4）要统筹安装装修进度，协调各种安装顺序。

（5）保持和设计方、施工方的及时沟通，不要让装修出偏。

2. 选购设备设施

老百姓都知道货比三家的道理，选购硬件，肯定要做反复对比，要充分收集相关物品的市场供应信息，还要看相关使用评价，还要了解已经购买的同行使用情况反馈。

3. 设备安装

楚雄庞氏口腔的盛世舒苑门诊装修时，装修施工方负责人把相关设备提供商召集起来，沟通安装事宜，统筹考虑进场和安装顺序与其他要求，保证了各项安装的顺利进行。

安装设备设施，尤其是大型设备设施，如果不加以协调，就很有可能造成不必要的冲突，该预留的空间和接口没预留，导致必须拆掉之前一些装好的设备设施，造成不必要的损失。

安装还要注意施工人员的专业性和熟练程度，稍不注意，就会对已经安装好的设备设施造成破坏。比如，安装大型设备不注意就会损伤地板。

4. 设备调试

调试是设备提供厂商交付给牙科机构、保证设备设施正常使用的关键环节，不能省略，不能偷工减料。牙科机构必须对设备提供厂商提出明确的调试要求。

调试阶段，厂商方要派专业人员负责调试，并且和牙科相关人员一起进行，一是牙科方面要通过调试效果确定验收是否通过，二是厂商方对牙科操作人员进行现场说明和培训，并确认训练到位。

调试验收要有书面调试资料，双方要签字认可。

5. 软装美化

软装是后期工程，主要是美化效果。除去墙壁天花板等主要区域外，哪些地方需要装饰装点，都要一一安排施工到位。同时，哪些地方需要摆放花卉植物，也要及时到位。

6. 施工监理

做装修，最怕返工，如果监理跟不上，返工造成意外的损失，会耽误时间和精力、耽误机会，造成额外的经济负担。

特别提醒以下5点：

（1）监理要常态化，不要间歇；

（2）监理人员要足够专业；

（3）监理人员要有强烈的责任心；

（4）监理人员要保持和施工人员的经常性沟通；

（5）监理人员要和牙科老板保持经常性沟通。

7. 施工验收

严格按照施工合同规定的各项指标逐项验收，需要返工的，不要姑息。

8. 制定使用流程

没有使用操作流程，就不能保持设备设施的持续性规范使用。

不少牙科买来重要设备，却不会制定使用操作流程，随意使用，结果经常出故障，甚至造成重大损坏。因此，务必引起重视！

9. 培训

牙科要对设备操作人员和预备操作人员进行高强度、高频度的规范使用训练，让相关人员养成严格遵守操作流程的好习惯，确保使用效率和效果。

10. 授权使用

培训要有验收，达标人员才能授权其操作使用，没有达标人员，不能单独操作，这是原则。

11. 维护维修

设备设施要有持续性的维护维修，不论是自备人员，还是外聘人员，都要按照设备维护维修流程执行。

12. 更新换代

任何设备都是有寿命的，除去使用寿命，还有技术升级带来的淘汰，必要时，就要升级换代，就要更新。

六、展示硬件环境的价值

客户在良好的硬件环境中，可以感受到气度不凡，感受到规范可靠，感受到专业精致，感受到温馨，感受到舒心和放心。这些都是环境价值最直接的体现。同时，牙科空间内，需要有一些集中展示的区域，用来承载牙科整体价值和专项价值的展示。

1. 独立展示部位

独立展示功能不需要服务的激活，可以直接显示价值的存在。例如，门头和门面、文化墙、荣誉墙、消毒间、卫生间等部位，可以直接给客户带来良好的印象，或者稍加文字、符号和图形提示，客户就会看得明白并产生正面感受。

2. 需要服务激活的部位

牙科不少空间部位的展示功能需要服务激活，没有服务，客户就不会直接产生强烈的好感，或者会有负面的感受。

洛阳牡丹齿科的一楼走廊和楼梯，放置有相关的一些图片，但这些图片如果不经介绍，客户不会有明显的感受，这就需要负责引领的工作人员主动讲解。另外，这段走廊加上楼梯，有较长的距离，没有人员陪同，会让客户有被冷落的感觉。所以，服务激活是应有之义。

3. 展示形式

展示形式多种多样，包括屏幕视频展示、文字展示、画面展示、模型展示、动漫展示、讲解展示等。

4. 展示组合

在单一展示效果不佳的情况下，可以进行组合展示。

七、交付硬件环境的价值

让客户直接感受到、体验到的价值，是硬件环境的直接交付；整体服务搭配和激活的价值，是硬件环境的间接交付；托举优势项目的价值，是硬件环境的隐性交付。

在具体的客户服务工作中，有些环节需要做一些讲解，不仅可以让客户感受到我们的专业性、规范性，还让客户获取重要的信息和知识，让客户对我们的机构产生更深刻的印象和更牢固的信任。这些讲解工作可以把硬件优势和服务优势转化为客户体验优势，即让客户感知到不一样的价值，实现价值的显性交付。

比如，当着客户的面贴上隔离的蓝膜、撕下隔离的蓝膜，同时，讲解为什么这样做；当着客户的面，打开消毒过的器械包装，并给予讲解。

再如，针对客户的需求，有选择的对我们的荣誉墙等部位做重点介绍，让其了解我们的历史和成果，加深印象和理解。

对硬件环境建设的穿透，不可能在有限的篇幅内达到穿透日常模块那样精细，但只要我们掌握了穿透的基本流程，多加训练，就会取得理想的效果。

第十一章
穿透整体服务打造

一、复习"穿透"流程

选取模块—定义预期结果—确定必做事项—确定规定动作—梳理并确定动作细节—归纳细节形成方案(流程)—进入"执行、检查、处置、循环"

本章的模块是"整体服务",解决客户心理问题,满足客户心理需求,达到客户认可的效果,创造良好且独特的客户体验。整体服务的作用相当关键,是达成交易的关键环节。整体服务是系统思维、端到端思维的完整体现。

我们依照穿透流程的顺序,先定义预期结果。

二、定义预期结果

我们把牙科整体服务的预期结果定义为:
1. 客户选择放心、治疗安心、体验暖心、医后归心。

第十一章
穿透整体服务打造

2. 商业模式不容易模仿。

3. 员工有成就感。

4. 鲜明的个性化服务风格。

5. 与硬件场景叠加，具有鲜活的、完美的体验。

6. 识别性强，容易记忆和传播。

达成这样的预期结果，需要真正建立起整体服务的概念，全程为客户创造价值，而不仅仅是一个简单的治疗效果。

医前服务需要多少道服务环节？需要每道服务环节交付给客户什么价值？

医中服务需要多少道服务环节？需要每道服务环节交付给客户什么价值？

医后服务需要多少道服务环节？需要每道服务环节交付给客户什么价值？

这是我们打造牙科整体服务必须清楚明了的。

"穿透"整体服务，又是一项巨大工程，必做事项一层又一层，一项又一项，规定动作罗列出来估计需要占用相当大篇幅，细节更是多如牛毛。所以，我们无法像穿透小模块那样，按部就班。为了节省篇幅，同时又能保证读者可以理解，本章的内容还是按照价值工程的四大模块顺序来展开。

整体服务是牙科工作流的完整体现，它开始于客户查找牙科环节，结束于客户离开以后的回访环节。价值视角下的牙科整体服务要彻底改变过去那种简单、肤浅的服务，转换为每道环节、每个细节都要为客户创造价值的全新服务方式。

三、整体服务的演化史

中国早期的牙科服务集中在纯技术层面，就是只关注客户的生理问题，甚至只关注客户的主诉。那时的客户称谓是"患者"。随着各行各业的服务升级，牙科的客户群体对服务的要求也在提升，故而产生了一些碎片化的服务。比如，原来没有前台，那就增加前台，做一些简单的接待服务。

整体服务这个概念是随着客户对服务的需求升级而逐步产生的。在客户需求和牙科服务交错升级的过程中，会遇到各种各样的服务不如意案例，进而引起牙科管理者、从业者的不断反思和总结，从而推进牙科服务的不断细化和优化。整体服务的概念就是在这种情况下形成的。

我们所定义的整体服务的推进经过了两个阶段，第一阶段是从2016年5月到2019年年底，第二阶段是从2019年年底至今。

（一）萌生和成型

通过对牙科服务反复观察、反复构思和推演，2016年5月，我们在昆明艾洁口腔正式提出了服务大流程的概念，并针对具体的牙科空间，现场构思和演练服务大流程的全部环节和细节。我们想通过对服务大流程的梳理、演练、优化、固定，推动牙科整体服务的系统化、规范化，从而带来良好的牙科客户体验，树立良好的牙科服务口碑，促使牙科品牌建设更加成功。

1. "六个我"

梳理开始不久，我们便提出了"六个我"的概念：

（1）我的服务角色是……

（2）我的服务宗旨是……

(3)我和谁打交道;

(4)我在什么地方和谁交接;

(5)我说什么话、做什么动作;

(6)我在服务大流程哪个环节上场、哪个环节退场。

"六个我"就像剧本里演员的台词和动作要求,针对不同角色和不同的服务环节——进行编排,并在此基础上展开演练。

图11-1为配台护士"六个我"样本罗列。

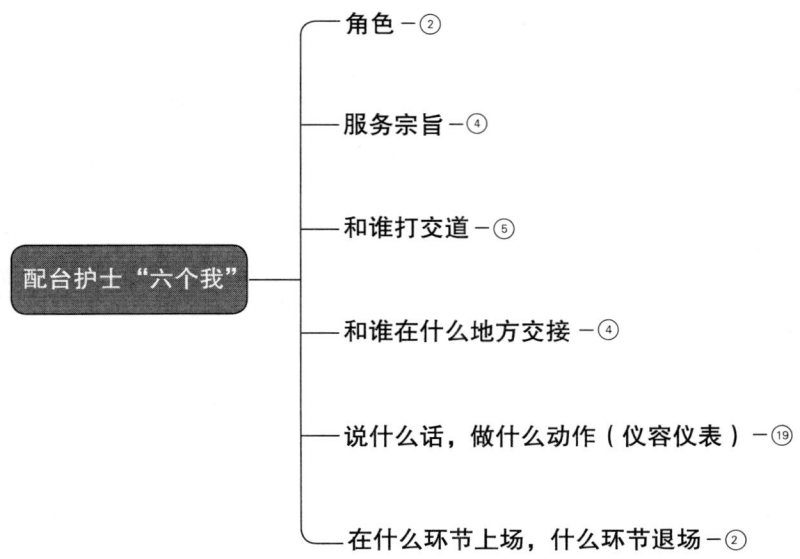

图 11-1　配台护士"六个我"样本罗列

图11-2为配台护士"六个我"细化环节。

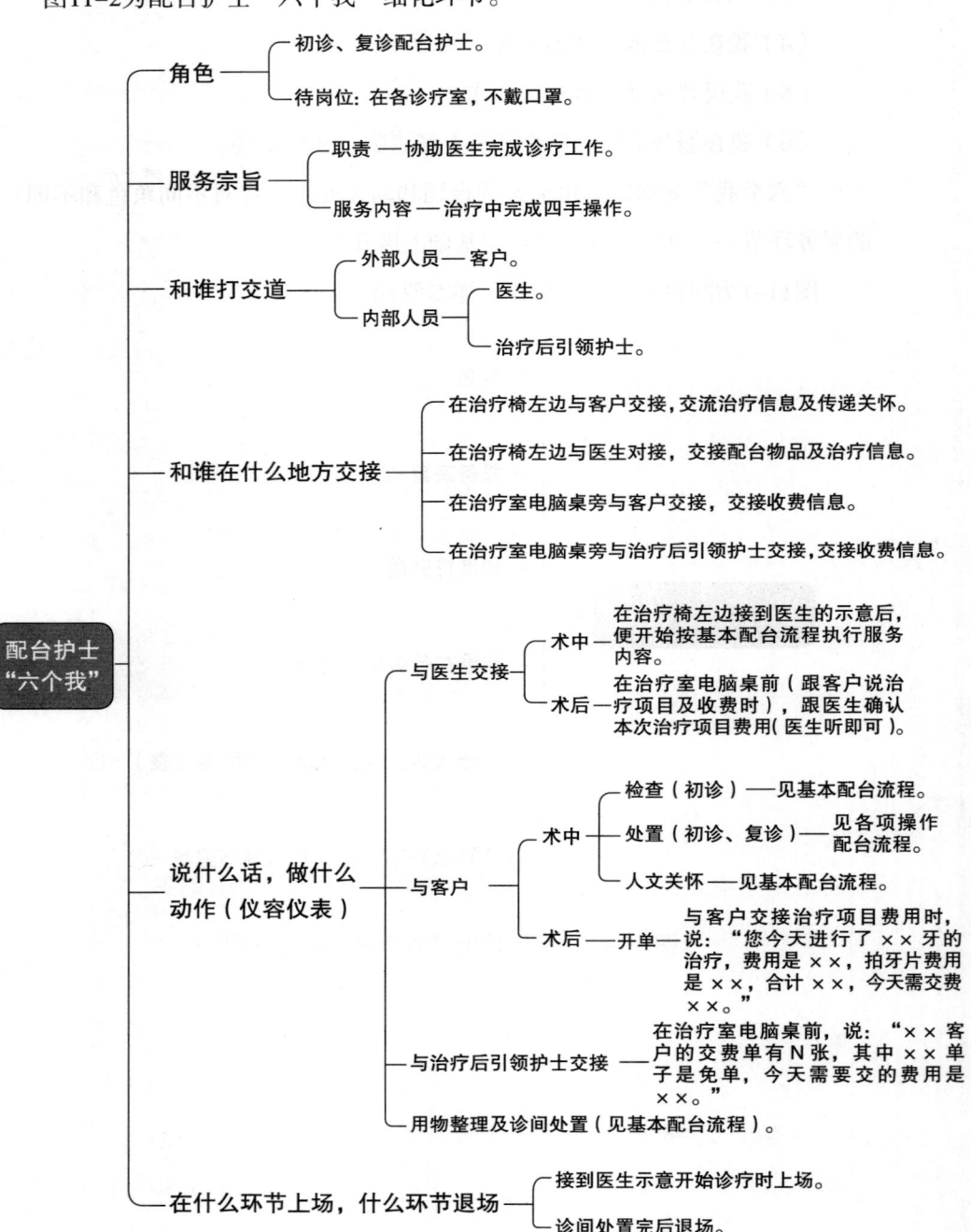

图 11-2　配台护士"六个我"细化

这是一家牙科门诊在接受纵横公司管理辅导时，组织员工制作的《配台护士"六个我"》文案，以供参考。

2. 演练步骤

（1）每个角色先熟练背诵"六个我"，要求滚瓜烂熟、张嘴即来；

（2）分部门、分环节强化训练，要求实地演练不少于20遍，同时根据演练效果修改剧本草稿；

（3）全部环节连续训练，要求全过程、全环节演练不少于20遍，所有人员熟练掌握、运用自如，同时修改剧本草稿不适合的地方；

（4）剧本定稿；

（5）新人上岗先行训练到位。

3. 演练进程

后来，加上"空间定位、定名"和"角色定位、定名"，逐步形成相对完整有效的服务大流程梳理程序和演练方式。

2016年7月，我们先后为江西乐平汪美琴口腔、江西乐安元邵口腔进行了服务大流程梳理和初步演练。

2017年4月，在云南楚雄庞氏口腔开展游学班活动，在纵横公司辅导老师的指导下，游学班学员和庞氏口腔的管理层共同努力，完成了一个相对完整的、以庞氏口腔空间（南路店）为依托的牙科服务大流程书面版本。当时是以思维导图形式做出的，针对庞氏口腔实际情况设置了20道服务环节，每个环节梳理出了相应的服务细节，并进行了量化，各个环节揉进了"六个我"的对应内容和对应空间位置。

2017年5月，在纵横公司举办的2017年牙科管理系统班第二期培训活动中，牙科服务大流程第一次作为一个重要模块纳入培训课件。之后的牙科管理系统班和牙科管理辅导内训活动，都把服务大流程作为重要模块进行培训。

随后在纵横公司开办的系统班上开始系统讲解整体服务的"三全"概

念（全过程、全环节、全员）和操作层面的服务大流程梳理方法和步骤。同时，在签约辅导的牙科机构推进工作，使若干参与辅导的牙科机构服务水平得以大大提升。第一阶段的整体服务建设不仅是初战告捷，更有一连串的捷报传来，整体服务的价值在实践中得以验证。

（二）升级迭代

2018年，我们归纳出牙科门诊经营的两条逻辑主线，一条是从客户角度开始：

客户：问题—解决问题—需求—满足需求—获取价值—买单—回头、转介绍。

另一条是从牙科机构开始：

门诊：机会—抓住机会—资源、能力—创造价值—满足需求—交付价值—收入—持续收入。

此时，我们已经开始思考在门诊服务引进价值流的概念和思路。

2019年，我们在解决问题流程的基础上，归纳总结出工作逻辑。同时，我们开始在牙科机构管理培训和辅导中正式导入价值流的概念，在牙科服务立足于创造客户价值的基础上，整理出新的服务大流程。

1. 升级契机

2019年下半年，庞氏口腔盛世舒苑门诊开始设计装修，笔者曾提醒庞建国和王蔚两位院长，新门诊的服务要重新设计、要整体升级、要做比较大的修改。

2020年6月底，为了让庞氏口腔新诊所顺利进入试营业并产生更好的客户体验，笔者从价值流的视角切入，参照海尔的相关措施，做了为期4天的强化训练。

2. 升级梳理程序

按照下面的步骤梳理新的服务大流程：

（1）门诊空间定位、定名；

（2）确定客户在门诊空间内的流向和流程；

（3）确定服务流程大环节；

（4）预判客户在各道服务环节的需求（需求类型和需求强度）；

（5）针对客户需求预判，设定每道服务环节要创造的具体价值（价值类型和价值量）；

（6）确定每个服务环节所涉及的服务空间、服务部门和服务角色；

（7）确定每个服务角色在每个服务环节满足客户需求、创造客户价值的全部规定动作。

相比第一阶段的服务大流程梳理方式，本次梳理，加上了"需求预判"和"价值设定"两道环节，在每个环节直接增加了引导向预期结果的功能，使服务大流程建立在价值流的基础上，设计思路更加清晰，梳理效果更加明显。这七个步骤的梳理，就像是编剧：要拿出一个完整的剧本，首先要对各个环节的剧本一一敲定，基本定稿后，再进行强化演练。

3. 升级演练步骤

（1）在开始演练前，让全体员工熟悉门诊空间，并确定空间的定位、定名；

（2）每个角色熟练背诵"六个我"，要求滚瓜烂熟，张口即来；

（3）分部门、分环节实地演练，要求实地演练不少于20遍。演练过程要有视频记录，并反复观看，在此基础上修改剧本草稿不适合的地方；

（4）全部环节连续训练，要求全过程、全环节演练不少于20遍。所有人员熟练掌握、运用自如，同时修改剧本草稿不适合的地方；

（5）剧本初步定稿；

（6）新人上岗先行训练。

庞氏口腔管理团队对服务大流程的梳理和演练比较有经验，这次重新梳理虽然也很费劲，但进度还是比较理想的，试营业的效果也很明显。

4. 升级价值思考

服务大流程是牙科从价值流转向工作流的具体方法，没有价值流的思考，服务环节设定、服务流程和标准的设计就没有依据，更不会有整体服务效果的强力保证；同时，没有服务大流程的科学梳理和演练，价值流就只是一个空洞的概念，无法在牙科落地生根、开花结果。

工业企业的价值流是原材料通过各道加工工序最终成为客人需要的产品，他们是物品和信息在流动；牙科是客人从进门到出门，一道一道环节体验牙科的服务，且在每道环节都有价值获取。对比过去的牙科诊所，如今每道环节都有价值交付。这里实际上揉进了"精益思想"，注重价值，确保价值交付，同时杜绝浪费。牙科的价值流是客人和信息在流动，在最终实现所有的服务交付和价值交付，满足客户的各种需求，形成良好的整体印象和整体评价，众多的客人评价叠加成牙科的品牌标签。

5. 成果显现

2020年11月10日，庞氏口腔盛世舒苑门诊的执行主任赵雪晴给我打电话，详细汇报了该门诊全新运营的成果：

（1）高端客户明显增加；

（2）客户"回头率"大幅增加；

（3）客户转介绍行为明显增多，转介绍而来的新客户人数大幅增加；

（4）营业额已经赶上经营多年的南路店门诊。

这些结果着实令人欣喜，也正是我们所预期的结果，它验证了我们全新设计的正确性和有效性。

2020年7月初，纵横公司开设牙科管理系统班第一期，我详细讲解了牙科价值车轮。

7月底，云南普洱市思茅区杨丽萍口腔开设新门诊，接受价值流视角下的服务大流程梳理和演练，完全按照上述思路进行，我们将持续关注该门诊的工作成果。

8月初，在玉溪田园口腔、赵斌口腔、原艳口腔等几个牙科机构分别为员工讲解了价值车轮的基本构思。

8月10-11日，由昆明艾·洁口腔牵头组织了一场"以价值为核心的牙科运营逻辑"的专题培训，我用两天时间详细讲解了牙科价值车轮，并在艾洁口腔新店示范了服务大流程的梳理和演练方式。

8月底，纵横公司牙科管理游学班2020年（第五届）第二期在银川举办，我向学员详细讲解了牙科价值车轮。

10月15日，江西抚州市东乡区王想贵口腔，开始在纵横公司指导下，完全按照全新梳理程序梳理和演练服务大流程，并取得初步成果。

12月底，贵州铜仁江陵口腔石阡门诊开始启动服务大流程梳理。

2021年5月，杨丽萍口腔统计的数字显示，"回头率"和转介绍大幅增加，基础客户群已经建立。

经过两个阶段大力推进，相关牙科机构的服务产生了质的飞跃，与同区域的其他牙科拉开了明显差距，奠定了坚实的竞争基础。

四、整体服务的价值定义

关于整体服务的基本概念，在《牙科门诊管理之路》一书中做过详细介绍，这里不做赘言。需要强调的是："全过程""全环节""全员"这"三个全"必须旗帜鲜明地宣讲、细化、执行、优化，必须明确定义整体服务带来的服务效果和体验效果。

（一）价值定义事项

整体服务价值定义的主要工作内容有以下几项。

1. 定义整体服务效果（客户认可程度、口碑评价、标签）

我们要对整体效果定义出明确的衡量指标：

（1）要有"五心"：爱心、耐心、细心、责任心和同理心。

（2）一致性：这里的一致性包括服务展示的一致性、服务礼仪的一致性、服务沟通的一致性、服务交付的一致性、技术操作的一致性、服务效果的一致性等。

（3）稳定性：客户接受每一次服务都要感觉良好，因此同一环节的服务需要是稳定的，该有的服务要素没有缺少，没有减量；不同服务环节的衔接都需流畅和稳定；不同服务人员的服务都是按照标准执行的，能够为客人所识别、感知和认可。不能出现服务要素有时有、有时没有，服务标准有时高、有时低，有人服务到位、有人服务不到位。

（4）识别标志的鲜明性：一个具体牙科最有个性、最有效果的服务措施、服务环节、服务细节必须能够为客户所轻易识别、牢牢记忆、高度认可。

（5）不容易模仿性：如果一个牙科的服务仅仅停留在很肤浅的层面，就很容易被其他机构模仿和超越，就不能够建立起服务壁垒，就没有持续的服务竞争优势。

2. 定义整体服务全部环节及各环节的价值生成效果

定义服务环节看起来好像并不难，实际做起来不是很容易拿捏。需要注意的是，要把服务环节设置的科学合理，就必须弄清楚设置的每道环节能起到什么作用，产生什么正面效果；同时，要弄清楚缺少了这个环节，会产生什么不良后果；还要弄清楚这些环节的前后顺序应该怎样排列才合理有效。这些都需要反复推敲、实战演练后，才能最终确定下来。

定义各环节的价值生成效果，关键是搞清楚每个环节的客户实际需求，尤其是最在乎的需求。搞不清需求，我们的服务就是隔靴搔痒，不会产生客户认可的价值。所以，在现实场景下，认真做好各环节的客户需求预判，才能精确预测价值生成效果。这是一项难度很大的设计工作，故不能轻敌。

什么样身份的人、在什么情况下、在什么环节最在乎和最想要的是什么？如果没有在实际服务中积累手感经验，如果没有用心观察和思考并反复验证，做出准确预测那就只是空谈。同样在进门接待环节，一个学生会想要什么？一个老太太会想要什么？一个领导人物会想要什么？一个老板会想要什么？一个艺术家会想要什么？同样在候诊环节，这些身份的人分别会有什么需求？再想想，不同牙病的患者在治疗环节会有什么不同的想法？同一个患者治疗环节，因为处理不同牙病，会有什么不同想法？怎样识别和确认他们的需求？这都是预测时需要反复琢磨，需要在演练时反复验证的。

3. 定义服务部门和服务角色

定义服务部门和服务角色，这项工作难度不是很大，只要有一定管理从业经验即可胜任。

4. 定义服务的全部规定动作（六个我）

定义服务的全部规定动作，这是一项担负展示价值、交付价值的重要工作，每一个规定动作都要反复预判效果、确认实际效果，要有足够的耐心和细心，逐步把全部规定动作一一设计出来，并在实际演练中进行修改和优化。

5. 定义梳理服务大流程的规范步骤

服务大流程的规范步骤在前文已经罗列出来，目前完全可以遵照执行，没有必要急于创新。

（二）价值定义需要注意的几点

1. 牙科负责人主导

牙科负责人主导有以下几点好处，一是负责人以达成使命为目标去思考整体服务，去思考整体服务的价值流向工作流转换，就会有全局观念，不至于片面；二是负责人主导可以看清楚这项工作的关键部位、关键人员和关键环节，充分调动资源给予保障。

2. 全员参与

大量事实证明，凡是让员工参与筹划的事情，员工积极性就高，执行就容易到位。服务大流程需要员工长期一如既往的执行，如果他们不在价值定义阶段参与进来，他们就不理解定义的目的和依据，执行起来很容易磕磕绊绊、丢三落四，不能有效展示价值，不能圆满交付价值。

3. 专家指导

整体服务的价值定义，需要系统的、翻来覆去的思考，需要整体的细化和量化安排，有专家指导就会加快步伐，减少时间和精力的浪费。

4. 端到端思考

整体服务的价值定义是一环扣一环的工作，它需要有明确的端到端意识，要进行无数次的端到端思考，才能梳理清晰，定义到位。

5. 足够的耐心、细心

整体服务的价值定义不可能速战速决，需要在不断的梳理和实战演练中逐步确定。各个环节、各个细节，需要反复推敲和验证，这个推敲和验证的过程常常搞得人心烦意乱。没有足够的耐心和细心，很难坚持下来。

五、整体服务的价值塑造

（一）价值塑造的所指

需要澄清一下，很多地方说的价值塑造其实是说价值展示，而本书所说的价值塑造是指把价值打造出来，保证交付。就是前文所说的，高频次、高强度的服务演练，确保服务价值持续稳定交付。

（二）价值塑造的目的

我们倡导的整体服务的价值塑造的目的有以下两点，一是通过强化演练服务大流程，把我们想要的效果固定下来，达到价值定义要求的水平和效果；二是通过强化演练让员工熟练掌握价值展示和价值交付的关键规定动作，让客户明确感受到牙科的服务特色、服务风格和服务价值。

（三）价值塑造的主要工作事项

1. 对应硬件环境，确定客户在门诊空间的流向和流程。该项工作量并不大，占用时间不多，但它是一项基础性工作，如果不能做扎实，会影响整体服务价值塑造工程的进度和效果。

2. 全体员工背诵各自的"六个我"。该项的主要障碍是员工容易产生倦怠，停留在不动脑筋的背诵上，不能深入理解。所以，必须加大该项训练的奖罚力度，以强化员工的重视程度并耐心坚持。

3. 逐环节实地演练，优化并确定各环节规定动作。这里必须由管理人员做导演，严格把关，确保训练力度和效果。密集训练的持续时间不能少于半年，并且训练每月都要有。

4. 全流程串起来反复演练，直至达到预期效果。该项演练是在各环节演练的基础上进行的，如果前面的演练效果不理想，就不可能保证本项演练达到预期效果。很多时候，各环节演练似乎挺好，一旦串起来，就会发现效果有问题。所以，让员工树立端到端的思维模式非常重要，不仅要考虑本环节的独立效果，还必须考虑为下一道环节输出价值，打好基础，而不能仅仅自扫门前雪，更不能为下一道环节埋雷。

六、整体服务的价值展示

价值定义是设计阶段,价值塑造是准备阶段,价值展示和价值交付是落地阶段。

(一)价值展示的目的

30年前在地质队工作时,我曾经主导过一项和地方政府合作的工作项目,接触过不少公务人员,有一些公务人员给我留下了深刻印象。记得在一次聚餐时,有人说过这样一段话:"工作没有能力不行,有能力但干不出成绩不行,干出成绩但不能让领导看见也不行。"我们把这段话改造一下,放到牙科行业来理解:"没有服务不行,有服务但没有创造客户价值不行,有价值但不能让客户感知到也不行。"

价值展示的目的是把牙科所能创造的独特客户价值展示给客户,并让客户感知到。

(二)价值展示的工作事项

清楚了目的,就要为达成目的努力做事。为了保证价值展示效果、达成价值展示目的,需要按照定义的标准做好一系列必做事项,及一系列规定动作和动作细节。

说细一点儿,就是治疗效果的展示:需要做什么事项,需要完成哪些规定动作,需要在哪个环节完成?

情感价值的展示需要做哪些事项,需要完成哪些规定动作,需要在哪些环节完成?

安全价值的展示需要做哪些事项,需要完成哪些规定动作,需要在哪个环节完成?

信息知识价值的展示需要做哪些事项,需要完成哪些规定动作,需要在哪个环节完成？

审美价值的展示，需要做哪些事项，需要完成哪些规定动作，需要在哪个环节完成？

这些内容其实已经在价值定义阶段做出了规定，在这里关键是记得做，并做到位，保证展示动作的连续性、一致性和稳定性，确保效果和目的的达成。

（三）价值展示的方式

价值展示的方式大致包括以下几个方面。

1. 员工形象展示：任何时候，员工形象都会向客户传递信息，要么正面，要么负面。因此，需要通过鲜活而有个性的员工形象，给客户留下深刻印象，从而产生正面的客户评价，产生客户满意度和忠诚度。

2. 规定动作展示：这里的动作主要是礼仪性动作，要标准并且有水平，要富有感情和温度，同时要掌握尺度。自信、专业和真诚，都是通过动作展示出来的。

3. 定向参观展示：经常旅游的人都知道，到一个景点自己参观和导游带领参观，效果差别很大。牙科员工有意识地带领客户参观一些能够展示牙科价值的空间，会加深客户印象，提升客户评价。比如，参观消毒间，会让客户对规范严谨的消毒流程产生信任；参观荣誉墙，会让客户对牙科的发展有所了解，对牙科的成就产生敬意。诸如此类在价值展示过程中需要给予足够的重视。

4. 讲解展示：讲解，很大程度上是为客户创造信息和知识价值，改变客户对牙科的认知，加深理解，提升配合的默契度。少了讲解这个环节，价值展示就会黯然失色。

5. 沟通展示：牙科具有较高的技术和知识含量，客户自己不可能全面系统地了解，反而有很多误解，因此需要在很多环节进行耐心细致的沟通，才能取得客户的理解和信任。

需要强调的是：标准化、训练到位、执行到位，严格遵循PDCA循环和SDCA循环，务求达成设计效果和目的。

七、整体服务的价值交付

价值交付是整体服务的临门一脚，其重要性不言而喻。

（一）价值交付的性质

价值定义是一种承诺，价值塑造是为了保证承诺的兑现，价值展示是对客户的实际承诺，价值交付则是实实在在的兑现承诺。

（二）价值交付的效果标志

所有的工作，如果不能有效衡量，就不能有效管理。整体服务的价值交付必须有相应的衡量标志，我们简单罗列以下几条：

1. 让客户感到温暖；
2. 让客户感到舒心；
3. 让客户感到受尊重、受关注；
4. 让客户感到安全、放心；
5. 让客户感到有收获；
6. 让客户感到可以获取重要信息和知识；
7. 让客户感到愉悦；
8. 让客户感到钱花得值；
9. 让客户归心，产生较高比例和数量的"回头率"和转介绍。

上述几条能够及时明确地显现出来，就能够衡量价值交付效果。如果没有出现这些标志，服务的价值交付一定有问题。最长久、最有效的价值

第十一章
穿透整体服务打造

交付效果衡量指标，就是客户回头率和转介绍率的持续增长，是客单价的稳定和增长。

（三）整体服务价值交付的稳定性

稳定性是指整体服务的客户体验效果要保持相对稳定，其交付标准和质量不能随意改变和打折。

这里有三层含义：第一层含义是从医前到医中再到医后的服务要一致，不能断档、不能冷场、不能有落差；第二层含义是从初诊到复诊的服务体验都要一致；第三层含义是不论是哪个环节、哪个部门、哪个角色的服务，都要能代表牙科机构水平、代表牙科机构形象。

在日常工作中，频繁更换治疗医生所造成的客户不满意现象，其实就是服务交付不稳定、不连续、不一致，从而造成客户心理落差导致的。这方面的案例非常多，教训也非常多，所以必须引起重视。

"穿透"整体服务，需要牙科老板、管理者和全体员工持之以恒地努力，同时要戒除急于求成心理，要明白慢工出细活，坚信功到自然成！

第十二章
穿透优势项目打造

一、复习穿透流程

选取模块—预测结果—确定必做事项—确定规定动作—梳理并确定动作细节—归纳细节形成方案（流程）—进入"执行、检查、处置、循环"

本章的模块是"优势项目打造"，它是牙科核心竞争力的关键要素，是牙科品牌最耀眼的部分，是牙科品牌的重要支撑，是识别牙科机构品牌的重要标签。

我们依照穿透流程的顺序，先预期结果。

二、定义预期结果

我们预测牙科优势项目打造的预期结果为：
1. 行业或区域标杆；
2. 客户必选或首选；

3. 独特的治疗效果；

4. 独特的服务效果；

5. 独特的体验效果；

6. 有较长的市场生命周期。

这样的预期结果，需要我们有前瞻性，尤其是对客户需求和技术发展趋势做出相对精准的预判。

打造优势项目也是一项系统工程，有相对应的工作模块，有相当多的必做事项，有一大串规定动作和动作细节。相关内容不在这里一一细说，依然按照价值工程的顺序展开。

优势项目，相当于工商企业所说的核心产品，它是牙科立足市场的关键所在。这里的优势不仅仅是指这个项目的设备、材料、工艺有多先进，技术有多高级，更重要的是指能够给客户带来更多、更高的价值，拥有更好的口碑。

打造优势项目这个话题，在《牙科门诊管理之路》一书中，有过比较详细的介绍，本书不再重复。但是，当时的介绍角度着重于说明要做哪些事情，以及怎么去做，在目的性方面着墨较少。所以，本章将目的性置于首位，在明确目的之后，依次说明方法和行动。

三、"优势项目"概念的提出

提出"打造牙科优势项目"的概念是在2013年。当时，我所在的纵横公司（河南纵横企业管理咨询有限公司）已经开展牙科管理培训和辅导业务7年多，每年签约的客户数量在10家至20家之间，最多时超过30家。面对牙科技术基础差、服务意识淡薄、不注重客户体验等突出问题，我正式提出"打造牙科优势项目"的概念，并和我的学生、洛阳牡丹口腔创始人王冠平医生深入沟通，属意他着手研究。

2017年1月,纵横公司年会在云南玉溪举办,我所讲的主题就是"牙科优势项目打造",引起众多听课学员的共鸣。

2017年5月,优势项目打造的主题,正式纳入纵横公司举办的牙科管理系统班培训课程,之后不断丰富和优化。

2020年9月,当年的系统班第二期开班时,我委托王冠平代替我讲解"打造牙科优势项目"这个主题,因为他已经形成一套"打造牙科优势项目"的理论和落地方法。

在《牙科门诊管理之路》一书中,从"想清楚""做精细""说明白"三个层面对优势项目打造做了比较详细的说明。本章将在上述三个层面基础上,增加一个"交到位"的层面。

四、定义优势项目的价值

(一)定义优势项目价值的基础

这里的价值定义和前述硬件环境、整体服务的价值定义具有一致性但也有互补性,就是要根据锁定的客户群体和独特价值定位来具体展开,且要考虑市场竞争格局和态势。

(二)打造优势项目的价值

定义优势项目的价值是一项系统工程,有若干工作事项配套而成,必做事项有以下几个方面。

1. **定义牙科项目结构**

项目结构的概念,在《牙科门诊管理之路》一书中有专门介绍,这里不做赘述。

2. **定义牙科的优势项目**

就是在一定区域内,相对于同行,本牙科有突出优势的项目,并有响亮的名称。

3. 定义牙科内部各位医生的优势项目

牙科内部每个医生都要有自己的优势项目，至少有一项。这些优势项目不仅在本机构内部有突出优势，还要在区域内有突出优势。

4. 定义每个项目预期效果

众所周知，医学的实际治疗效果和预期效果之间总会有一定偏差，甚至有很大偏差，但客户总期望医疗机构和医生给出一个明确的预期。如果我们不能给客户一个肯定的预期，就难以让其放心。王冠平医生给他辅导的"无痛拔牙"项目定义了三个不知道："不知道什么时间进针""不知道什么时间推药""不知道什么时间麻醉结束"。这是从顾客角度给出的比较精确的预期效果，在临床沟通中赢得了众多客户的认可，实际效果也确实得到了不错反响。

我们应该明确治疗效果、服务效果、体验效果，并有量化指标。比如，我们对接诊成交的预期效果是现场就诊成交、体验后满意、回家不后悔。

对于治疗效果，应该明确操作时间或速度、舒适程度效果、治疗彻底程度等具体指标。

对于服务效果，应该明确服务的贴心程度、客人放心和认可程度等具体指标。

对于沟通效果，应该明确时间、取得客人信任和认可程度等具体指标。

对于体验效果，应该收集并确认客户体验反馈以及客户满意度指标。

走到这一步，我们需要分解所确定的优势项目是全新项目，还是引进的现成项目，两种情况所走的路径有所区别，如图12-1所示。

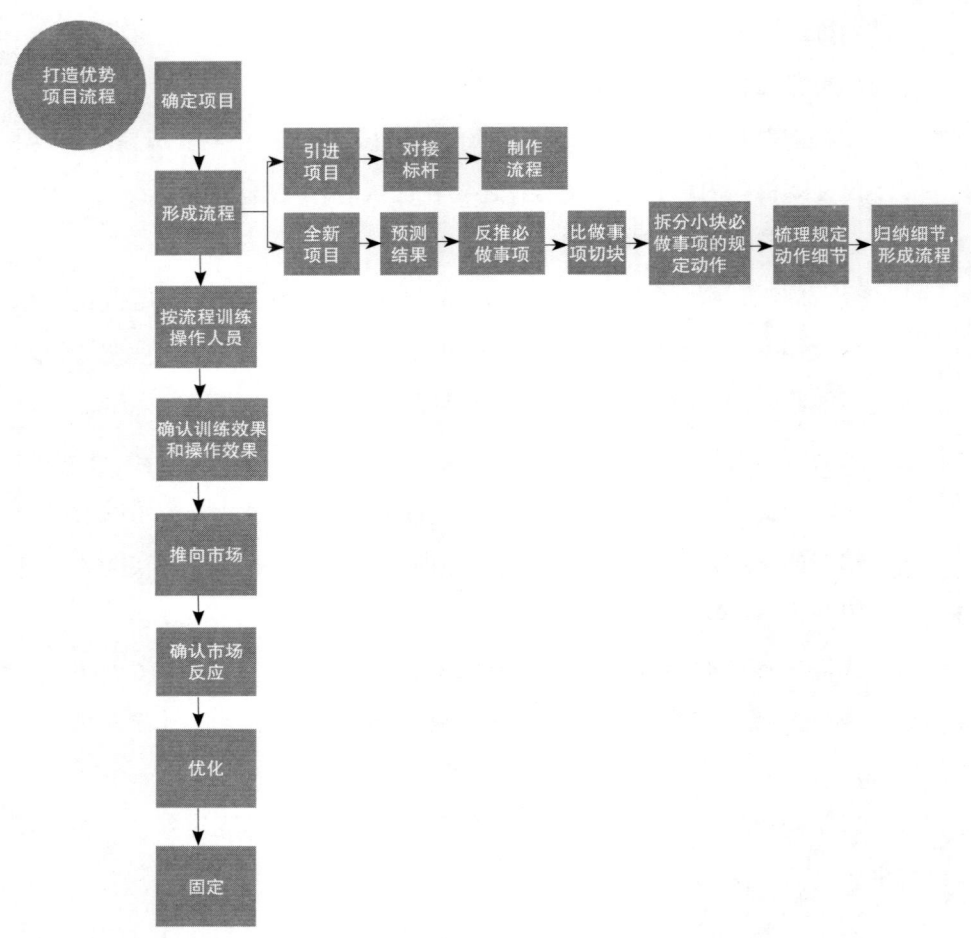

图 12-1　打造优势项目流程

5. 寻找或自我定义项目标杆（项目、代表人物）

寻找或自我定义项目标杆就是定义全新的目标项目水平，或找到国内甚至国际上在对应的项目上有绝对优势、首屈一指的技术标杆。有了目标或标杆，就想办法向目标或标杆靠拢，尽力达到他（她）的水平，并在一定时间内完成提升。

国内无痛治疗方面，北京协和医院的万阔教授就是标杆；微创拔牙方面，空军医科大学（原四医大）的胡开进教授就是标杆；根管治疗方面，武汉大学的范兵、彭彬两位教授，中国医科大学的薛明教授，包括草根出身的赵廷旺老师就是标杆；等等。

6. 定义服务群体，廓清以下相关问题

（1）解决目标客户群体什么问题，有哪些独特解决方法？

（2）满足目标客户哪些需求，达到哪种满意程度？

（3）要交付给目标客户哪些价值，有多大价值？

（4）给客户带来哪些独特体验，有没有巅峰体验？

7. 准备配套的设备设施、器械、材料、药品

所有的事情，都要从人、机、料、法、环五大类因素去考虑，优势项目离不开良好的设备设施、器械材料和药品。人气超旺的周锐老师曾经把全瓷牙制备的车针确定为金霸王品牌的产品。

8. 制作配套的技术操作流程、配台流程、沟通流程

标准流程是服务项目做精细、做到位的重要保障，这一环务必高度重视，认真做好。

9. 定义训练周期和训练方法

关于训练方法，还要重提"四遍训练法"，针对具体项目，还要细化和量化。

训练周期问题关乎项目推出的契机，市场是在不断发展和变化的，所有的牙科机构都在寻求发展和进步，如果能够占领市场先机，经济收益就会大大增强。明确训练周期，让相关人员有紧迫感，会相应加大训练力度和速度，并取得良好的训练效果，以确保及时展示和交付。

10. 定义价格

定价问题是一个带有魔幻性质的问题，实际操作中变数很大，拿捏不好就会让市场排斥，难以收效。

在此提醒大家要根据对应项目的市场功能结构来确定价格基数，不要随意做决定。你要追问自己：是想让这个项目成为机会项目还是战略项目？是成为铺市引流项目还是利润项目？你还要参照项目价值大小、操作难易程度等最终确定价格。

11. 定义替代措施

定义项目价值之后的价值塑造、价值展示、价值交付工作，在实际操作中会有一定变数，如果没有一定的替代措施，一旦出现意外，项目就会彻底停止或废弃。这样的代价太大，对牙科机构和工作的员工都会是不小的打击。

王冠平老师在牡丹口腔打造"美式洁牙"项目时，曾自认为内部训练完全到位，但推向市场后，却反响平平，最主要的原因就是客户体验不好。为此，他们又着重考察了国外同行的相关做法，对各个环节做了优化。再次推出后，便取得了预期的效果。

（三）重要提醒

要把该项工程顺利启动，必须做好一系列的事先准备。首先，老板要做好充分的准备：要调动资源，要在人力、物力、财力等各方面进行保证，还要做好充分的动员。

其次，每个项目任命一名教练，带领大家行动。没有一个雷厉风行、严格要求、赏罚分明的教练，这项工程实施起来就会困难重重，甚至会很快夭折。

充分动员员工参与进来，集思广益。要学会尊重员工、相信员工，调动员工的积极性和创造力。如果只是少数人去做，员工不理解，即使听话照做，在塑造价值、展现价值、交付价值阶段依然会胸中无数。

做好持久战的准备，不要指望一蹴而就。

五、优势项目的价值塑造

（一）优势项目的概念所指

优势项目的价值塑造，简单地说就是打造牙科展示优势项目、交付优势项目的能力和稳定性。

（二）优势项目价值塑造的具体事项

在价值定义的基础上，价值塑造要做好以下事项。

1. 硬件配置到位。在第十章中说到硬件配置问题主要是通用配置，本章说的配置是专项配置，包括专用的设备设施、器械材料、药品等，它是交付优势项目价值的基础保障。

2. 项目教练确定。和服务大流程的训练一样，优势项目训练必须有技术过硬的教练，教练的水平决定了优势项目团队的整体水平和进步速度。

3. 训练方案和流程确定。关于方案和流程，已经在《牙科门诊管理之路》一书中做过详细解读，这里不做赘述。

4. 训练效果验收指标确定。验收指标必须明确，保证训练结果可以验收，并且确保定义的价值及时圆满交付。

5. 训练周期确定。训练不能匆匆走过场，也不能没完没了地拖下去，要根据训练内容和训练对象，确定基本周期，以便验收训练成果。

6. 奖罚措施确定。没有奖罚，就不能有效地奖优罚劣、奖勤罚懒，不能保障训练结果及时且圆满地达成。

7. 训练计划实施到位。训练计划的实施要求不折不扣，通过训练，看到展示价值和交付价值的实效。

六、优势项目的价值展示

对优势项目价值展示的要求是"说明白"。有言道:"说清楚不等于听明白。"事实上,很多时候是说话的人自以为说明白了,而听话的人根本没明白。具体细节在《牙科门诊管理之路》一书中已经讲过,这里不再赘述。

(一)展示目的

优势项目的价值展示,必须达成以下目的。

1. 让客户能够认可优势项目的治疗效果,而不是我们盲目自嗨;

2. 让客户认可优势项目明显的、确定无疑的优势,而不是我们编造、自吹自擂,麻醉自己;

3. 让客户通过识别、记忆、了解,使我们的优势项目成为客户的必选,至少是首选。

能够在我们所处的城市区域,做到一提到某个治疗项目,就会首先想到我们的牙科,这才是优势项目。

(二)价值展示的方式和环节

1. 店外展示:是指通过各种媒体向社会公众展示我们的优势项目,人们通常所说的线上线下活动,就是展示的具体手段。

2. 店内沟通展示:是指牙科的相关工作人员,比如前台、客服、医生、护士等,和客户面对面沟通,或者通过媒体沟通,让客户了解、认可、识别、记忆、选择我们的优势项目(购买产品)。

3. 店内专栏展示:是指在牙科空间内设置介绍专栏,向客户展示。

4. 店内图片画册、手册展示:很多牙科在前台、候诊区等区域放置一些介绍资料,让客户翻看。

5. 店内电视等媒体展示：很多牙科都有电视，可以在电视上放映口腔健康教育知识和服务项目介绍等节目。

6. 专区展示：就是在牙科内部开辟一个专门空间，用来全面或专题介绍牙科服务项目。

以上展示方式必须是价值定义所要求的，而不是随意堆放的。

七、优势项目的价值交付

我们展示出来的，就是我们对客户的承诺。所以，必须在交付环节圆满兑现。任何随口一说、胡乱承诺、从不兑现的行为，都会严重伤害客户的情感，降低或毁灭客户的信任。

（一）清楚交付什么

如果忘记了该项目的价值定义，就会不知道交付什么价值，交付到什么程度，什么时间、什么地点、什么环节交付，就会让客户失望甚至愤怒。

1. 治疗效果交付。比如：医生承诺无痛，在实际操作中却出现明显疼痛，那就是交付不到位；说5分钟完成拔牙，结果两个半小时还没拔下来，就是完不成交付。

2. 服务效果交付。服务效果是指价值定义时规定的具体的情感价值、安全价值、信息知识价值、审美价值等内容是否得到客户确认。

3. 体验效果交付。客户没有不满意，没有后悔。

（二）衡量交付质量

衡量交付质量有以下几个重要指标：

1. 成交人数与进店人数的比例。

2. 满意人数与就诊人数的比例，以及满意程度。

3. 回家不后悔的人数与就诊人数的比例。

4. 回头人数及回头率。

5. 转介绍人数和转介绍比率。

6. 就诊人数增长率。

7. 客单价增长率。

但如果这一系列数字如果不能及时准确显示，也说明价值交付出了问题。

（三）检讨并处理交付偏差

所有的工作都需要"回头看"，需要检讨和盘点，对于检讨和盘点出来的问题，要及时分析、处理。通过处理问题，推进工作进步和提升。优势项目价值交付如果有不到位的地方，也许直接或间接影响客户体验，不能因为客户没有投诉就不重视。

"解决问题流程"是归纳的一个有效工具，其中详细介绍了偏差处理方法，具体可以阅读《牙科门诊管理之路》一书。

如果交付质量有绝对保证，说明这个大模块穿透做好了。否则就是没穿透。

穿透优势项目打造是一个动态过程，既不会一蹴而就，也不会一劳永逸，需要牙科老板和管理者具有敏捷的前瞻意识和能力，洞察技术进步、消费的新趋势和节奏。

第十三章
穿透店外经营

一、复习穿透流程

选取模块—定义预期结果—确定必做事项—确定规定动作—梳理并确定动作细节—归纳细节形成方案（流程）—进入"执行、检查、处置、循环"

本章的内容是"店外经营"，它是接触市场与客户交互的重要一环，也是成就牙科品牌的重要一环。我们依照穿透流程的顺序，先定义预期结果。

二、定义预期结果

我们把牙科店外经营的预期结果定义为：
1. 良好的外部关系；
2. 精准的市场敏感度；
3. 知晓率快速提升；
4. 美誉度稳步增长；

5. 社会关注度增高；

6. 品牌标签鲜明，无明显负面联想。

由于各个牙科机构的发展阶段不一样，所处的城市环境不一样，市场竞争格局和市场地位不一样，定义店外经营的预期结果尺度会有很大差别，读者需要先搞清楚原则，再去拿捏尺度。

我们把牙科店外经营的功能归纳为四个方面：营造外部环境、识别和确认客户需求（尤其是尚未满足的已知需求、差异化需求和潜在需求）、展示价值、品牌传播。营造外部环境、识别和确认客户需求两个方面，在《牙科门诊管理之路》一书中做过详细的介绍，这里不做赘述；品牌传播是价值的提升和放大，需要大篇幅讲解，这方面的理论书籍非常多，也很容易找到，就不再做过多讲解。本章重点讲解一下展示价值这项功能。

之所以叫展示价值，就意味着店外展示的核心和重点就是客户价值，就是牙科能给客户带来什么好处和用处，以及怎么样保证这些好处和用处的交付。贯穿整个展示过程的内在逻辑就是FABE营销法则（读者需要事先系统了解FABE营销法则的详细内容）。

在介绍时，一般有以下几种说法。

（一）先说F

因为F

从而有A

对你来说B

你看E

（二）先说A

我们的优势是A

所以我们能够保证给你带来B

因为我们有F

你看我们的E

（三）先说B

我明白你想要的是B

我们正好有这方面的优势A

更重要的是我们有这样的保障F

你看我们的E

（四）先说E

你可以看看我们的E

你一定相信我们会给你带来（满足你的）B

因为我们有实实在在的A

更因为我们有实实在在的F

这里，我们提供的E是实实在在的，没有夸张，没有注水，没有编造。它可以证明F是真实的，可以证明A是真实的，可以证明B是确定无疑的。

把FABE法则熟练应用于牙科整体价值展示或专题展示，前提是必须把要展示的主题内容的F、A、B、E四项内容一一定义清楚，表述到位，并且，牙科员工每个人都能够张嘴即来。

FABE营销法则相关资料很好查找，在《牙科门诊管理之路》一书中也有比较详细的介绍，我们于2014年引进牙科沟通工作中，并做了适度改造和发挥。

理解透彻了FABE法则，就捋顺了店外展示的基本路数，经过几番实战，就能够做到收放自如。

三、展示内容

所谓展示内容，就是我们需要展示的东西，可以展示的东西，能够给我们带来知名度、吸引力、信任度和美誉度的东西。当然是客户非常关心、关注的内容，他需要知道、他想要知道的内容。

（一）我们能够解决客户什么问题

经过很多年的牙科宣传，现在很多地方的社会公众已经对牙科有了比较全面系统的了解，现在说"我能做什么"已经不具备吸引力了，不如说"我能够做到什么"更具有吸引力。

例如，针对看牙怕疼的问题，北京协和医院万阔教授推出的无痛麻醉项目，在业内享有很高声誉，吸引了很多忠诚客户。

（二）我们能满足客户什么需求

关于需求，前面已经做了大量铺垫，在这里要说的是"我们可以满足其他机构没有满足或满足不了的需求"，也就是展示我们满足差异化需求的能力、事实和保障。

例如，如果能够彻底解决无痛问题，绝对能够带来相当比例的社会公众认可。

（三）能够给客户带来什么价值

我们曾一次又一次地强调，客户真正关心的是能给他带来什么好处，这是他愿意买单的理由。所以，能给客户带来什么价值，是我们价值展示的重点和核心。

不论是专题展示，还是整体展示，都必须说清楚能给客户带来的具体价值及价值量。

例如，"矫正的是牙齿，改变的是人生。"这句牙科界经典的广告词，展示的是改变命运的巨大价值。

（四）能够给客户带来什么独特体验

独特的客户体验，是独特的环境、场景、服务和技术带来的，并且是经过实地验证的，有足量的客户群体体验过的。

例如，看牙全程不疼，这里的服务十分贴心，这里的医护人员很用心，等等。

（五）我们的优势是什么

优势是比较出来的，也是动态变化的。价格优势最难持久，许多都是昙花一现；环境优势、设备优势都是最受关注的，但是这些优势只要有钱就能化解，很容易被超越；技术优势可以保持一定时间，但目前的技术传播渠道太多，被超越的机会很多；规模优势要依赖市场潜力和人力资源的强力支持；团队优势是最可能持久的优势，所以突出团队的价值展示，更能凸显品牌优势。

例如，我们能够做得比别人更快、更舒服、更有效、更彻底等。要说我们实实在在的优势，不是编造的优势。

（六）我们的保障措施是什么

没有保障的事是最让人担心的事。客户最担心什么？我们怎样化解客户的担心？这些需要我们展示出来。

例如，我们拥有最先进的硬件设施，我们技术过硬、服务良好、员工训练有素，我们的诚信，我们独特的资源，等等，这些需要仔细盘点，全面归纳，以客户可以接纳的方式展示出来。

（七）我们有哪些成果

事实胜于雄辩，不管我们介绍的多有水平，如果没有可以证明的事实，客户的信任还是有限度的。

好多牙科喜欢把正畸病例以图片的形式在店内开放展示，把牙科最典型的病例，通过医前、医中、医后的对比图片对外展示。这算是牙科机构非常有效的价值展示内容，值得肯定。

例如，我们的成果，包括治疗成果、预防成果、美容成果、服务成果、教育宣传成果等。为多少客户解除了病痛，为多少客户恢复了健康和美貌，为多少客户做了贴心服务，为多少社会公众做了口腔健康知识宣教，都是实实在在的成果。这些成果需要展示给更多的社会公众。

（八）外部正面评价有哪些（荣誉）

网络上的好评、客户当面的表扬和赞美、客户送的锦旗等，都属于正面评价，都是荣誉。注意收集和归纳这些资料、信息，以适当的方式展示出来，会有效提升牙科的正面形象，增加公众的信任。

四、展示方式

如今，营销传播的理论很成熟，实践很丰富，相关资料汗牛充栋，读者自可查阅学习。本书在这方面不做过多探索，只就如何通过有效的展示，以达到良好的营销效果做一些提示性说明。

（一）展示主题的方式

展示主题是指要突出什么，要给客户一个什么样的印象。一般分为整体展示和专题展示。

1. 整体展示

所谓整体展示，就是把一个牙科机构作为突出的主题，目的是展示牙科的整体形象、品质和优势，集中告诉公众能给他们带来什么。

例如，"瑞尔生产微笑！"这是一种整体展示。

"儿童牙齿的贴心保姆，成人口腔的忠实伙伴。"这也是整体展示。

2. 专题展示

专题展示就是突出某一部分，比如针对某个项目的展示、对某个活动的展示、对某个先进设备的展示、对某个医生的实力展示等。

例如，"矫正的是牙齿，改变的是人生。"这就是正畸的专题广告展示。

不少牙科在候诊区放置一些不同科室、不同项目的介绍资料，也是专题展示。

为了推出某个新项目而策划的专题活动，更是专题展示。

（二）展示媒体的选择

所有的展示都要通过媒体，价值展示对媒体的选择有很多讲究，选择对了，就会事半功倍；选择错了，就会打水漂，甚至出现颠覆性后果。

1. 线上媒体

线上媒体是互联网出现以后的新事物，具有传统媒体无法具备的独特优势，尤其是近些年大量涌现的新媒体，更是颠覆传统，独辟蹊径，捧红了不少草根明星和商业品牌。

线上媒体的最大好处是传播速度快，覆盖半径大，曝光频次高。这几年兴起的多个短视频形式媒体，更是被热捧。不仅年轻人热衷，很多中老年也趋之若鹜，沉醉其中，不能自拔。这让敏感的商业人士抓住机会，赚得盆满钵满。

口腔界玩新媒体的人应该不少，也出现了一些小有成就者。刘庆丰老师在瑞尔齿科担任网络运营总监时，曾对网络运营做了不少探索，也给业界做了大量分享，引起不少共鸣。据了解，当下，不少大规模的牙科都在使用新媒体，尤其是短视频媒体，利用碎片化时间即时传播。

2. 线下媒体

线下媒体实际上是一些传统媒体，包括电视、广播、报纸、杂志、路牌、车体、墙体等，这些传统媒体在新媒体的冲击下，拱手让出了半壁河山。电视原来是强势媒体，如今已经大大弱化，但传统媒体也有新媒体无法替代的地方。比如，央视春晚和诗词大会、河南电视台《梨园春》等经典栏目依然还有很大的影响力，但一般小型实体难以合作。如果注意挖掘和巧妙使用传统媒体的优势，还是可以收到良好的传播展示效果的。

（三）活动展示

1. 节日活动

中国人重视节日，但凡节日，总会有人群聚集，这就为节日期间搞商业活动提供了机会。利用节日搞活动，会大大增加曝光率。

通常春节、元宵节、端午节、中秋节、国庆节、重阳节等中国传统的节日，国际上通行的五一劳动节、三八妇女节等，还有西方舶来的圣诞节、感恩节、情人节等，以及医疗行业特有的护士节、医师节、爱牙日等。

只要是节日，都有机会搞活动，关键是怎么通过策划和行动达成目的。当遍地是节、随时过节时，节日的聚焦作用也被分散和淡化，如果不加选择，可能只是大把花钱，达不到预期效果，浪费时间和精力。

2. 特殊策划活动

特殊策划活动是一种为了达成某个特殊目的而策划的专题活动，比如开业仪式、店庆、年会等。这类活动，如果策划和执行到位，会收到很好的展示和传播效果。

3. 公益活动

参与公益活动，可以有效提升机构的公众形象，但公益活动最害怕变味，即把公益活动变成纯粹的商业活动。所以，公益活动要坚守公益原则和边界，否则，不仅没有提升，反而大大贬损机构的形象。

公益活动可以通过赞助参与，也可以直接参与其中。如助残、教育、健康、环保、交通、敬老等，需要牙科经营者和管理者识别机会，把握尺度。

4. 事件活动

事件活动就是借助社会上发生的一些重大事件进行品牌形象传播和展示，它的实质是借助事件聚焦关注度而带动传播。但要记住，事件传播决不是简单粗暴地蹭热度，而是全力推动事件向好的方向发展。这方面的事例很多，在此不一一列举。

五、特别提醒

店外经营的误区很多，白花钱不见效果者有之，被所谓"营销专家"忽悠者有之，吃亏的人不在少数。为此，提醒牙科经营者慎重对待！

（一）不要盲目跟风

1. 不要盲目跟新媒体的风。新媒体有很多传统媒体所不具备的优势，做好了事半功倍，但新媒体也不能包治百病，也不是放之四海而皆准的，需要加以选择，需要认真策划。

2. 不要盲目跟引流的风。不是任何时候都需要引流，不是任何牙科都需要引流，尤其是门诊量基本饱和的情况下，更不要跟风引流。不是所有的流量都是牙科需要的流量！

3. 不要盲目跟活动的风。不少牙科老板看不得别人搞活动，谁有个什么动作，就赶紧跟上，这种没主见、没头脑的灵敏，只有害，不会有益。

4. 不要把一时的成功当成永久的、必然的成功，要看清楚成功的关键要素是什么。

5. 不要盲目相信网红和流量，要时时把握客户体验、客户认可的关键。

（二）凡事要多角度看待和思考

要想取得价值展示的成功和持续成功，就要从多个角度去看待和思考，不能局限于一个特有的角度，至少需要从以下方面考虑。

1. 客户角度。

2. 行业角度。

3. 自身角度。

4. 促进成功的角度。

5. 保障成功的角度。

6. 导致失败的角度。

7. 负面联想的角度。

（三）不要贪大求洋

店外经营以达到目的为原则，不要一味贪大求洋，有些手段看起来高大上，实际功能却很差。

（四）不要过分追求时尚

时尚的东西，在当今中国，不是太少，而是太多。记住一句话："任何时尚都走在过时的边缘。"越是时尚的东西，越是容易过时。店外经营的举措，不能更换太快，那样，成本就会居高不下，会侵蚀掉大量的利润，会与做店外经营的愿望背道而驰。

（五）不要盲目迷信权威

权威人士的建议，可以听，但要有自己的主见，决不可以盲从。任何权威都是人不是神，他们不可能全通，也不可能了解所有的市场和行业。

（六）不要随意听信身边朋友的建议

任何一个创业的人，身边都会有一帮朋友，这些朋友出于好心，往往会对你提出一些建议，并且让你感到很有道理。这时，如果你不能有效辨别，就会稀里糊涂采纳，结果往往会让你极端失望。这样的例子很多，必须吸取教训。

店外经营是一个变动不居的模块，没有成法，没有公式，但是，万变不离其宗，找准了"客户价值""客户体验"的"宗"，就能够以不变应万变。

第十四章
持续成功的驱动和保障

一、复习穿透流程

选取模块—定义预期结果—确定必做事项—确定规定动作—梳理并确定动作细节—归纳细节形成方案（流程）—进入"执行、检查、处置、循环"

本章的内容是"驱动和保障"。所有事情，都要考虑三大因素：驱动因素、保障因素和障碍因素，牙科运营也必须考虑这三大因素，我们需要定义自己牙科的主要驱动和辅助驱动，主要保障和辅助保障，关键障碍和次级障碍。

不同牙科处于不同的市场环境，处于不同的发展阶段，各自的驱动因素和保障因素会有差别，关键的障碍因素也有差别，需要甄别和采取不同的措施。

这方面的内容，在《牙科门诊管理之路》一书的第四篇和第五篇占用了大量篇幅介绍，大家可以花时间阅读。这里的内容只简单罗列相关驱动和保障要素，强调驱动和保障的作用怎样发挥，不做展开讨论。

二、定义预期结果

我们把驱动和保障的预期结果定义为：

1. 驱动强劲，且可持续；
2. 团队建设及时、到位、可持续；
3. 系统建设全面细致，可持续；
4. 融入信息化、数字化、智能化等技术发展新潮；
5. 能够及时识别和消除致命性障碍；
6. 良性文化逐步成型，可持续。

三、牙科运营的主要驱动和保障要素

（一）团队驱动和保障

我经常和牙科老板们说："牙科最值钱的是团队和体系。一个好的团队换个地方依然可以攻城略地，可以打胜仗。"

一个好的高层团队可以保证价值定义到位，一个好的员工团队可以保证价值塑造到位、价值展示到位、价值交付到位。

一个好的团队，还可以做到解码到位、重复到位。

好的团队具有良好的工作作风，良好的职业习惯，具有高强而稳定的战斗力。

在硬件环境建设方面，有钱可以买来好的设备设施、材料器械，但在团队打造方面，虽然有钱可以高薪挖人，却不能买来有战斗力的团队。

团队打造，在《牙科门诊管理之路》一书中有专门章节介绍，这里不再赘述。

（二）体系驱动和保障

体系是牙科运营成功最稳定、最持久的保障，没有体系，谈不上规范，更谈不上规范管理。管理要可控、有序、相对稳定，没有体系就是空谈。没有体系的团队，就不会有稳定、持续的战斗力。不论是产品体系、技术体系、服务体系，还是流程标准体系、薪酬体系、制度体系、信息体系、财务体系、文化体系，都必须相互连贯，共为一体，才能强有力地保证牙科成功运营。

体系建设是一个耗时间、耗精力、耗心血、耗耐心的系统工程，不要奢望短平快，要做好比马拉松更长、更持久的准备。

（三）执行保障

我们曾反复强调，牙科的价值工程，从定义价值、塑造价值、展示价值，到交付价值，如果得不到良好的执行，一切都是空谈。为了保障执行到位，我们一再强调"训练到位"，就是要让执行团队经过高强度、高频次的训练，养成不折不扣执行的好习惯。

在《牙科门诊管理之路》的第十八章中，提到牙科管理的四个规定小动作：会议、日检、管理跟进、管理沟通，并做过一定程度的说明。之所以说是规定小动作，是相对于战略规划、顶层设计、工作界定、团队打造、体系建设等动作来说的，它们小了太多，简单了太多，但如果做起来，也不是十分简单的，想做好，也需要透彻理解和反复训练。

牙科机构从老板到各部门主管，如果能够坚持做好会议、日检、管理跟进、管理沟通、绩效辅导这五个规定动作，相信他们的日常管理一定会井井有条。

我把这五项工作，归纳为思维导图，如图14-1、图14-2、图14-3、图14-4、图14-5、图14-6所示，以供读者参考。

第十四章
持续成功的驱动和保障

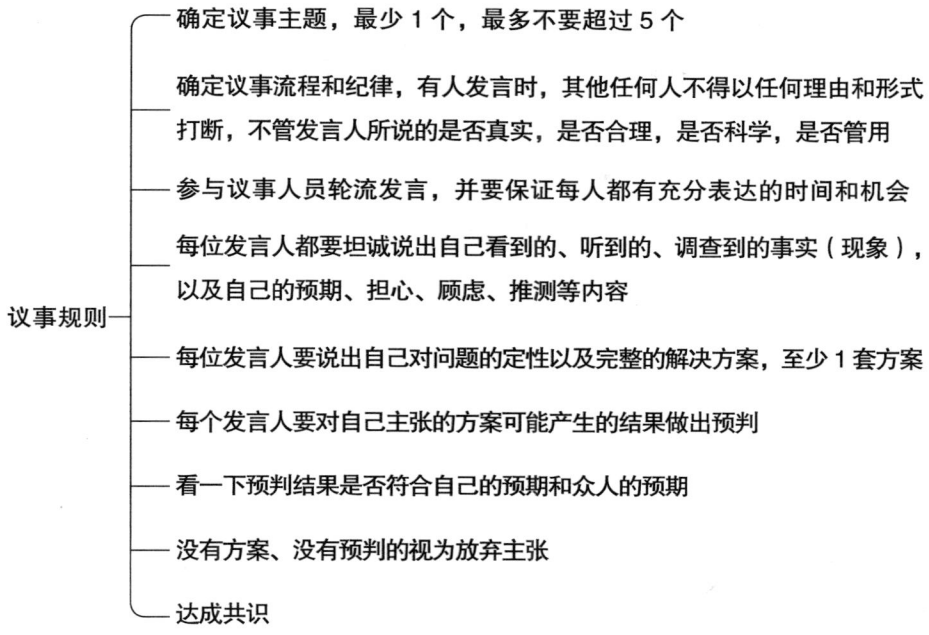

图 14-1 议事规则说明

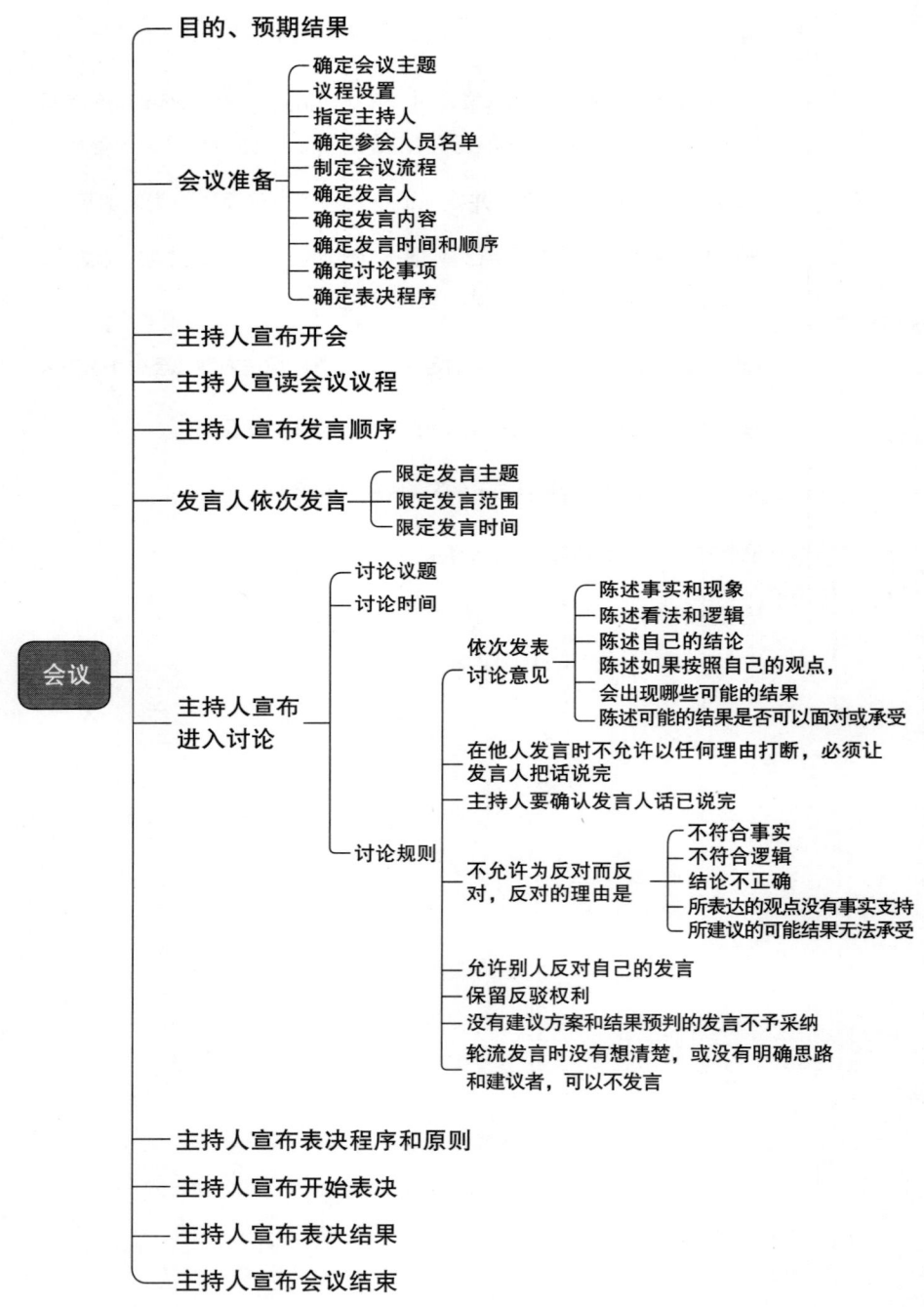

图 14-2　会议说明

第十四章
持续成功的驱动和保障

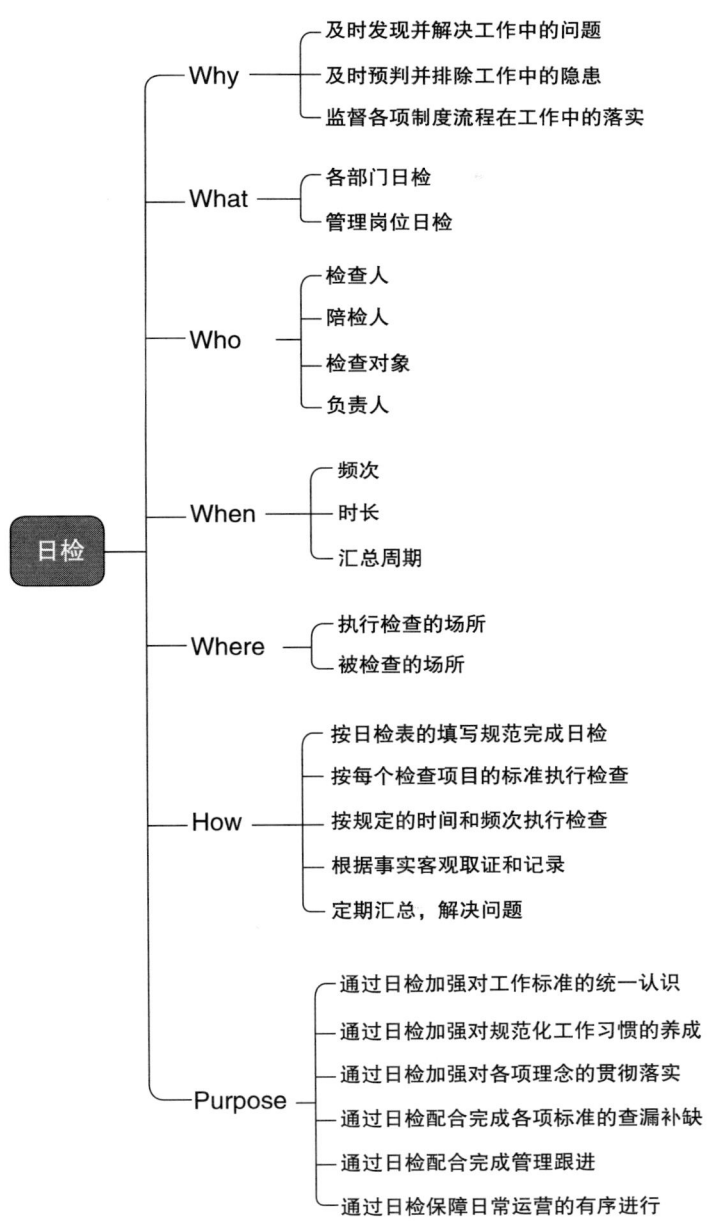

图 14-3　日检说明

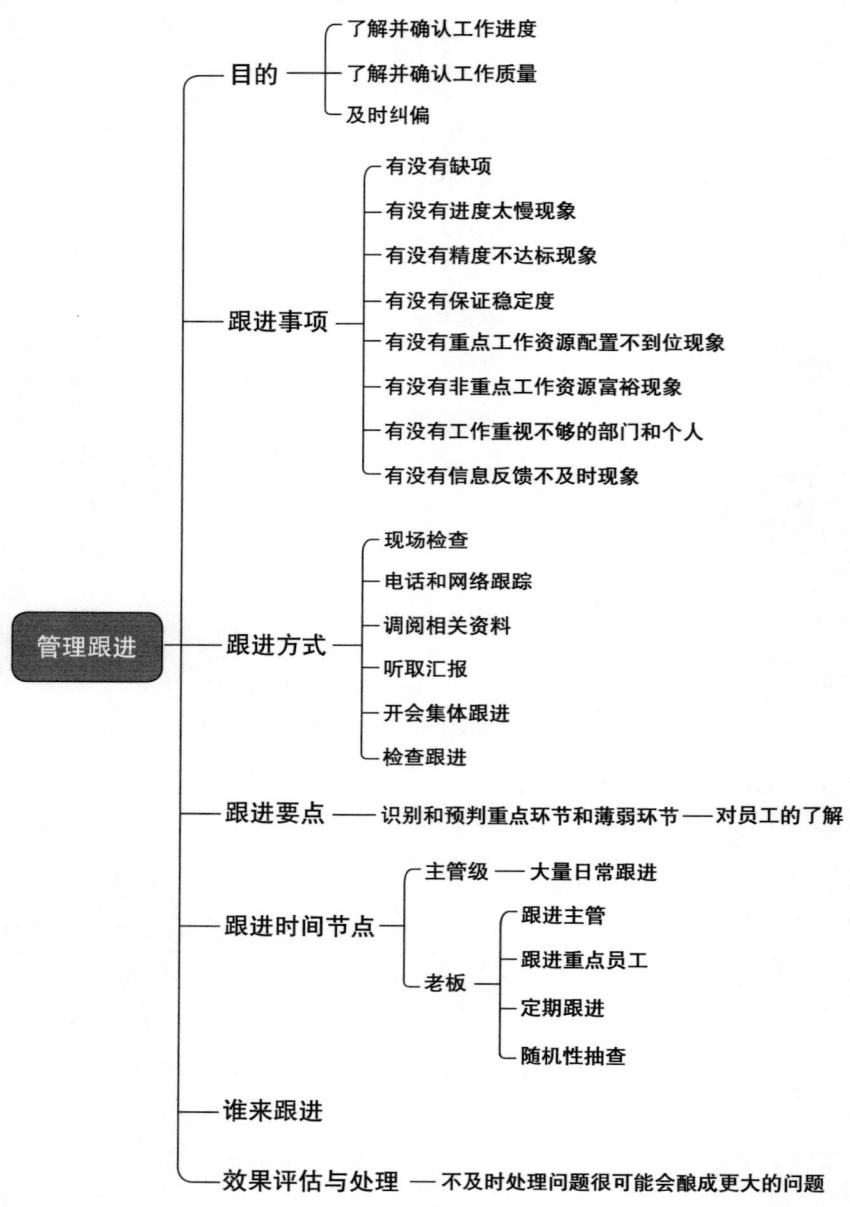

图 14-4　管理跟进说明

第十四章
持续成功的驱动和保障

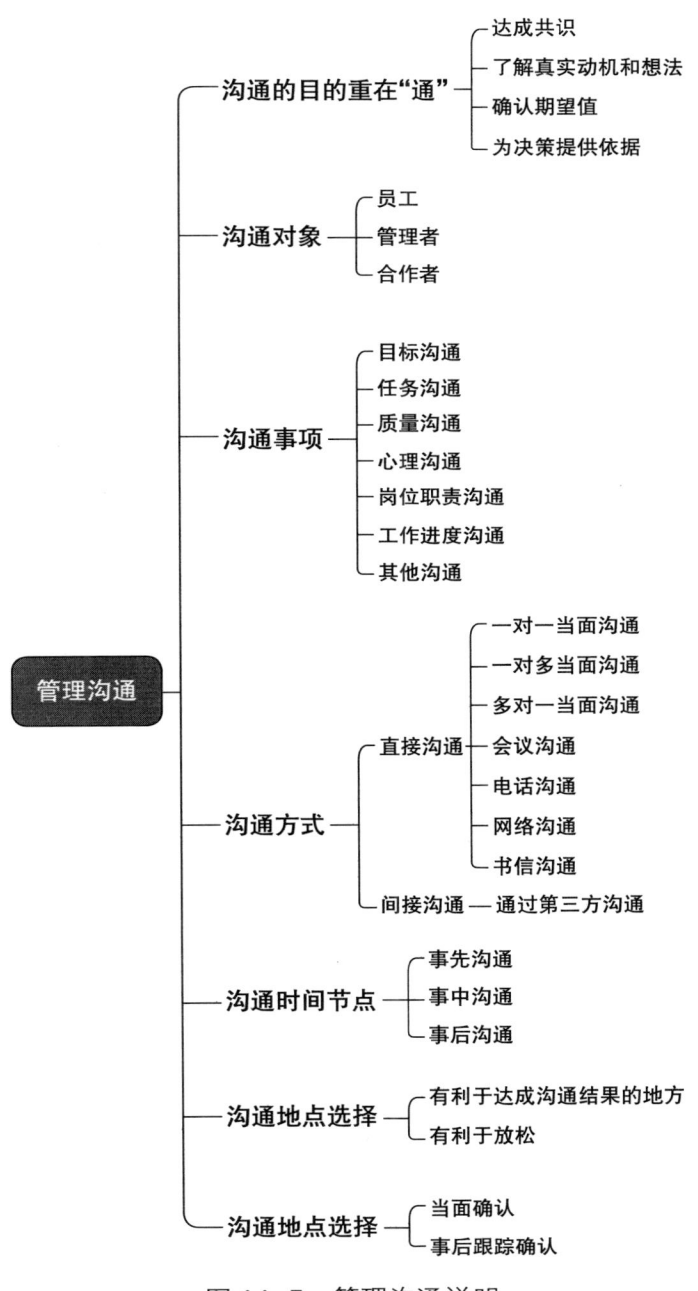

图 14-5　管理沟通说明

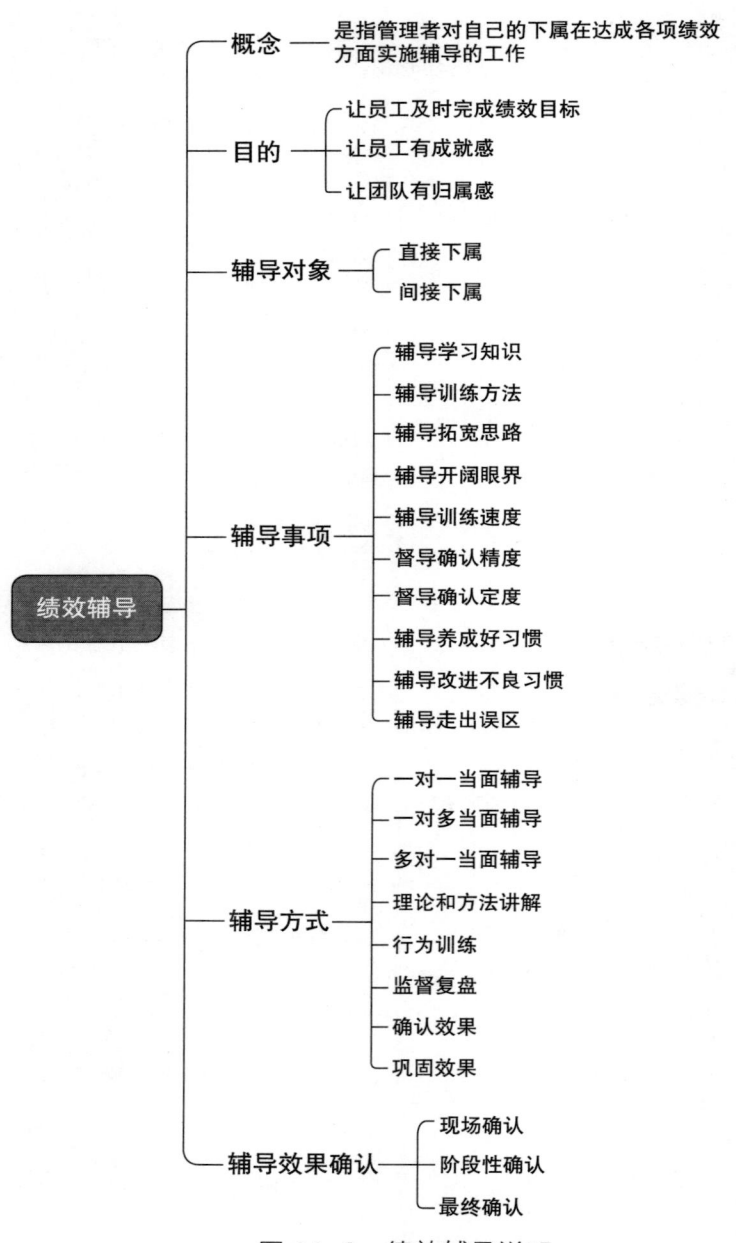

图 14-6　绩效辅导说明

第十四章
持续成功的驱动和保障

（四）价值分配驱动和保障

价值分配其实是体系的一个模块，我们单列出来说，是因为这个模块太敏感，容易成事，也容易坏事。

不少企业为价值分配殚精竭虑，还是出了问题，是因为敏感度太高，没有把握好尺度。

人们常说的"又想马儿跑，又想马儿不吃草"的现象，其实就是一种"周扒皮式"的价值独占。

近年人，人们的积极性和创造性被调动起来了，利用40多年的时间，创造了世界上一个发展奇迹。这也是价值分配驱动作用的一个鲜活案例。

我在牙科管理辅导和培训中，很多次遇到一些牙科老板要调整薪酬，经过一番梳理发现，其实他们的问题原因不在薪酬。所以，一般不建议随意调整薪酬，因为敏感，往往好事做不好，造成一片混乱。

关于薪酬，在《牙科门诊管理之路》一书中用了大量篇幅进行说明，这里不多着墨。

考虑价值分配，不能只看薪酬、调整薪酬，而要全面系统考虑。价值分配，就是我们和客户价值交换的成果怎样和利益相关者进行分配。

想想过去看到的江湖故事，绿林好汉们"大块吃肉""大碗喝酒""大秤分金银"，这种绝对大方的分配方式，很是直观，很是激动人心。可惜一直没有见到具体的分配原则、分配流程、分配方案，只是过过嘴瘾。这些绿林人士靠打家劫舍过日子，抢劫来的不仅有金银财宝，还有粮食牲畜。那么粗线条的分配方式，如果有谁不满意，怎么摆平，一定有具体的江湖规矩。可能梁山有梁山的规矩，瓦岗有瓦岗的办法，我们无法知晓。

唐朝人爱诗，连土匪也喜欢诗。诗人李涉夜里坐船，被绿林好汉拦截，李涉报出姓名，土匪闻听李涉大名，不要财物，只讨要诗一首。李涉

穿透
牙科实务的工作逻辑

便口占一首诗：

> 暮雨潇潇江上村，江湖豪杰夜知闻。
> 他时不用逃姓名，世上如今半是君。

得诗之后，劫匪欣然而去。不知道这伙儿劫匪怎样分配这首诗，是大家分头传诵，还是集体朗诵，抑或头目独占？

我们分别用以下几个模块谈一谈牙科的价值分配。

1. 外部价值分配

牙科外部价值分配，就是牙科外部参与牙科价值创造的相关利益者，需要得到什么，需要得到多少。

很多时候，人们不觉得这里有分配存在，这是一种错觉，误导了很多人。企业只是平台的搭建者，在这个平台上，参与价值创造的有很多方，其中就有外部的很多参与方。

中华口腔医学会前任会长王兴先生，曾经提出"口腔六兄弟"的概念，倡导行业充分开放与合作。这种开放与合作，必然有价值分配环节需要定义和理顺。这就是外部分配。

回首一些小牙科发展成大牙科的历史，就会清晰看到，这一路走来，牙科和材料商与义齿加工厂的合作，是在不断变化的，有一开始合作，很快分手的；有过了一段时间分手的；也有半路上开始携手，过一段时间分手的；也有携手很长时间的；当然还有一开始合作，始终不离不弃的。深究一下原因，就会发现，这里面隐含着价值分配的环节。携手时，很多是因为机会；分手一定是因为价值观不合，尤其是对利益分配的价值观严重不合，感觉分配不公。

过去人们常说"店大欺客""客大欺店"，说的是谁有话语权的问题，产业上游趁机压榨下游利润空间、产业下游借势挤压上游利润空间的事情层出不穷。如今，这种思维模式和行为模式已被人们所诟病，被抛弃，代之以价值链的概念，大家携手共同创造价值，约定好价值分配原则和具体措施，各自专心做好自己的环节和模块。

这里有以下几个关键点：一是合作各方彼此必须具备契约意识和契约精神；二是事先约定好游戏规则，不能稀里糊涂晕着走；三是各方必须恪守规则，不要越界。

2. 内部价值分配

内部价值分配，就是牙科机构和员工之间的分配，内部各模块之间分配，同一模块的员工之间的分配。

谈到这一块，很多人就会把它与薪酬体系画等号，这是一种片面的认识。

首先要搞清楚内部价值的定义，要搞清楚，有哪些价值可用来分配，哪些价值不能用来分配；哪些价值可以做短期的分配，哪些价值不能做短期分配，只能做长期分配。价值不仅仅是指金钱，还有各种机会、权利等无形的价值，如成长机会、学习机会、转身为股东的机会等。

3. 短期价值分配

短期价值分配，适合于短期合作，或者虽然有长期合作，也必须考虑到合作者的阶段性需求。它更多的是起到兑现承诺，激励士气，攻克难关的作用。比如，即刻奖励、超额提成、兑付小时工资、日工资、周工资、月工资等，体现企业说话算数、信守承诺的契约精神。

4. 长期价值分配

长期价值分配主要针对长期合作者，且有特殊作用、特殊贡献者。

这里的价值更多是预期价值，价值内容也更多元化。比如，期权、股权等经济利益，还有一些重要机会的分配和身份的转换。

（五）环境驱动和保障

没有一个良好的外部环境，牙科运营将会步履维艰。这是一个不争的事实，也是一个铁律。大部分牙科老板都很明白这一点，所以都在外部环境的开拓和维护方面舍得投入。

在《牙科门诊管理之路》一书中对外部环境开拓和维护做过详细说明，这里不赘述。

（六）文化驱动和保障

文化对牙科运营有着其他要素不可替代的驱动和保障作用，这种作用更持久、更稳定，成本更低。

做好牙科文化建设是每个牙科机构不能省略、不能回避、不能等待的大事，同时文化建设又是一项复杂而漫长的系统工程，不会一蹴而就，需要牙科老板保持清醒，保持耐心和毅力。

文化，重在"化"，化在骨子里，化在灵魂深处，化在点点滴滴的日常行为里。它重点不是文字整得多漂亮，而是全体员工发自内心的认同，是不用监督、不用提醒的行为自觉，是持之以恒的坚守。

在《牙科门诊管理之路》一书中，讲过"确立理念"，罗列过一些重要的理念，本书中我们还要强调一下，价值车轮框架里的各个模块都要确立明确的理念，为这些模块的所有工作事项及规定动作提供强有力的指导。

（七）品牌驱动和保障

品牌建设对牙科运营有着强烈的正面反馈作用，一旦成为市场上的强势品牌，就会自然形成一定程度的垄断，就会成为消费者的必选或首选。

虽然品牌建设的路途中有千难万险，荆棘丛生，妖魔鬼怪出没，有惊涛骇浪，暗礁漩涡，但只要拥有孙悟空的火眼金睛、金箍棒，就会识别机会和陷阱，就会披荆斩棘，降妖除魔，乘风破浪。

结　束　语

到此为止，我们用工作逻辑把牙科工作从宏观到微观做了全部的穿透讲解和示范，并且通过价值车轮模型把牙科运营融为一体。这样，就在理论上完全说得通了。

为了保证工作逻辑穿透工作模块在实践中行得通、用得好，我们花费了半年多的时间，在十余家牙科展开训练，并对实际效果进行详细观察和总结。我们发现，这项训练的效果好坏，主要取决于两个方面：一是穿透解码是否到位，二是穿透训练的强度和频次是否足够。所以，接下来对这两个方面的训练加大了力度，增加了频次，效果明显改善。

到目前为止，我们的穿透训练还停留在微观层面，停留在针对牙科日常工作模块的穿透上。

针对中观和宏观层面的工作穿透，还需要假以时日，但只要我们真正理解了工作逻辑，愿意用它来指导和规范工作，不怕训练的麻烦，就会达到运用自如的境界。

希望读者记住清晰、坚守。

希望读者明白"目的性"和"规律性"。

希望读者能记住"工作逻辑"：

理念—思路—方法—方案—执行—检查—处置—循环

希望大家记住并理解价值车轮。

希望读者能够用工作逻辑穿透所有的牙科工作实务及每个工作模块!

希望读者在牙科运营的学习和实践中逐步建立起"目标导向思维""系统思维""规范思维",并不断明晰和巩固!

祝您成事!成功!